临床医师处方手册丛书　　　　总主编　陈长青

妇产科医师处方手册

FUCHANKE YISHI CHUFANG SHOUCE

主　编　钱素敏　史丹丹　杨伟伟

副主编　王　娜　郭君君　周　玲
　　　　黄　岳　尹　雯　于一平

编　者　（以姓氏笔画为序）
　　　　马荣丽　王　宇　王　勇
　　　　冯　婧　邢艳萍　齐立锋
　　　　孙　丹　李　芹　李　娜
　　　　张　翔　张瑞雪　庞学成

U0293756

河南科学技术出版社
·郑州·

内容提要

《临床医师处方手册丛书》是解放军总医院协作医院——沧州市中心医院的临床专家、教授及科室主任为提高基层医师、住院医师、医学院校实习生处方治疗效果及书写质量而编写的。本册内容分为产科及妇科两篇，根据指南及临床工作经验汇编总结了妇产科常见疾病的诊断要点、治疗要点、处方及注意事项等，可方便妇产科医师迅速抓住用药重点，制订最佳治疗方案。

图书在版编目（ＣＩＰ）数据

妇产科医师处方手册/ 钱素敏，史丹丹，杨伟伟主编 . - 郑州：河南科学技术出版社，2020.3（2022.1　重印）

ＩＳＢＮ 978-7-5349-9775-4

Ⅰ.①妇…　Ⅱ.①钱…②史…③杨…　Ⅲ.①妇产科病-处方-手册　Ⅳ.①R710.5-62

中国版本图书馆ＣＩＰ数据核字（2019）第268838号

出版发行：河南科学技术出版社
　　　　　北京名医世纪文化传媒有限公司
　　　　　地址：北京市丰台区万丰路316号万开基地B座1-115　邮编：100161
　　　　　电话：010-63863186　010-63863168
策划编辑：欣　逸
文字编辑：梁华梓　张雪松
责任审读：周晓洲
责任校对：龚利霞
封面设计：中通世奥
版式设计：崔刚工作室
责任印制：苟小红
印　　刷：河南省环发印务有限公司
经　　销：全国新华书店、医学书店、网店
开　　本：850 mm×1168 mm 1/32　　印张：8.25　　字数：214千字
版　　次：2020年3月第1版　　　　2022年1月第3次印刷
定　　价：38.00元

如发现印、装质量问题，影响阅读，请与出版社联系并调换

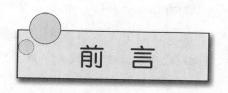

前　言

　　开处方是临床医师应具备的能力,正确选择与合理用药,方能使药物发挥最大治疗作用,且不产生或少产生不良反应。但对部分住院医师、医学院校实习生而言,他们虽然掌握了临床疾病的治疗原则,却由于临床经验不足,还不能熟练掌握药物的选择及用药剂量的精确,因此我们组织了解放军总医院协作医院——沧州市中心医院的临床专家、教授及科室主任编写了这套《临床医师处方手册丛书》。本丛书包括大内科、外科、呼吸科、消化科、神经内科、内分泌科、肾病科、泌尿科、妇产科、五官科共 10 个分册,内容涉及各科常见疾病的诊断要点、治疗要点、处方及注意事项等,结合目前国内外的新理论和新技术,力求做到立足于临床、服务于临床,能指导临床医师开出合理有效的处方。

　　这套丛书有以下几个鲜明的特点。

　　1. **实用性强**　每种疾病在明确诊断要点后,以临床处方为中心,不但介绍治疗原则及治疗要点,列出具体的治疗方案(处方),而且对每种疾病诊断及治疗过程中的特殊问题提出注意事项,有利于读者参考应用。

　　2. **针对性强**　在编写过程中关注疾病的分型及分期,有利于读者根据临床具体情况选择合理的治疗方法。

　　3. **重点明确**　主要介绍以药物治疗为主的常见疾病,基本解决了门诊、急诊和一般住院患者的治疗问题。

4. 编排新颖 编写过程中力求文字精练、编排合理，临床实践占主要部分，基础理论内容较少，使读者一目了然，适合住院医师、医学院校实习生阅读。

本册为《妇产科医师处方手册》，内容分为产科及妇科两篇，根据指南及临床工作经验汇编总结了妇产科常见疾病的诊断要点、治疗要点、处方及注意事项等，可方便妇产科医师迅速抓住用药重点，制订最佳治疗方案。

在临床实际工作中，患者的具体情况及病情千变万化，且个体差异性很大，因此临床治疗及处方的选择既要有原则性，也要有灵活性，个体化治疗是重要原则之一，读者对本套丛书的参考和使用要依据病情而定，切勿生搬硬套。

医学知识是在不断发展中逐步完善提高的，由于编者学识水平所限，书中可能有不成熟的见解、遗漏和不当之处，恳请同行及专家批评指正。

编　者

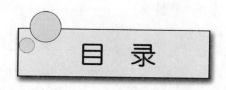

目 录

上篇 产 科

下 篇 妇 科

上篇 产 科

第1章

正常妊娠

第一节　早期妊娠

妊娠初期 13 周称为早期妊娠。

【诊断要点】

1. 病史及症状

（1）停经：平时月经规律规则的生育年龄已婚妇女月经过期 10 日或 10 日以上。停经是妊娠最早症状，但不是妊娠特有的症状。

（2）早孕反应：在停经 6 周左右出现畏寒、头晕、流涎、乏力、嗜睡、缺乏食欲、喜食酸物、厌恶油腻、恶心、晨起呕吐等症状，称为早孕反应。多在停经 12 周左右自行消失。

（3）尿频：排尿次数比平时增多，每次尿量减少。

（4）乳房变化：乳房轻度胀痛及乳头疼痛，乳头及其周围皮肤着色加深。乳晕周围皮脂腺增生，出现深褐色结节，称为蒙氏结节。

（5）生殖器官的变化：阴道壁及宫颈充血呈紫蓝色。宫颈变软，子宫峡部极软，感觉宫颈与宫体似不连接，称"黑加征"。宫体增大变软，妊娠 8 周宫体为非孕宫体的 2 倍，妊娠 12 周约为 3 倍。

2. 辅助检查

（1）妊娠试验：尿 HCG 试验为阳性，血 HCG 增高。

（2）超声检查：停经 35 天，宫腔内可见到圆形或椭圆形妊娠囊，妊娠 6 周时，可见到胚芽及原始心管搏动，停经 14 周，测量胎儿头臀长度能较准确地估计孕周，矫正预产期。

（3）宫颈黏液检查：宫颈黏液涂片干燥后见到排列成行的椭圆体，不见羊齿状结晶，妊娠可能性大。

（4）基础体温测定：双相型体温的已婚妇女出现高温相 18 日持续不降，早孕可能性大。高温相持续超过 3 周，早期妊娠的可能性更大。

【治疗要点】

注意休息，加强营养，多食水果、牛奶等富含维生素、微量元素、蛋白质的食物。药物治疗主要处理早期妊娠常见消化道症状。

【处方】

处方 1　恶心、晨吐者选用。

维生素 B_6 10～20mg，肌内注射，每日 3 次。

处方 2　消化不良者选用。

维生素 B_1 20mg，肌内注射，每日 1 次；

或干酵母 3 片，口服，每日 3 次。

处方 3　用于防止胎儿神经管畸形。

叶酸 0.4～0.8mg，口服，每日 1 次；

或复合维生素片（爱乐维）1 片，口服，每日 1 次。

【注意事项】

1. 在妊娠第 11－13^{+6} 周超声检查胎儿颈后透明层厚度（NT）并核对孕周。双胎妊娠应确定绒毛膜性。

2. 妊娠初期（前 3 个月）应补充叶酸，有条件者可继续服用含叶酸的复合维生素（补充复合维生素可使早产、胎儿生长受限、胎膜早破的发生率下降）。

3. 早孕反应一般对生活与工作影响不大，不需特殊治疗，多在妊娠 12 周前后自然消失。孕吐严重者，可少量多餐，保证摄入含必要量糖类的食物。孕期每天必须摄取至少 130g 糖类,首选易消化的谷类食物。进食少或孕吐严重者需寻求医师帮助。

第二节　中晚期妊娠

妊娠第 14 周至 17 周末称为中期妊娠,第 28 周及其以后称为晚期妊娠。

【诊断要点】

1. 有早期妊娠经过,自觉腹部逐渐增大。初产妇于妊娠 20 周感胎动,经产妇感觉略早于初产妇。胎动随妊娠进展逐渐增强,至妊娠 32-34 周达高峰,妊娠 38 周后逐渐减少。正常胎动每小时 3~5 次。

2. 听到胎心音能够确诊为妊娠且为活胎,正常胎心每分钟 110~160 次。胎心音应与子宫杂音、腹主动脉音、脐带杂音相鉴别。

3. 超声检查能显示胎儿数目、胎产式、胎先露、胎方位,有无胎心搏动,以及胎盘位置、成熟度、胎儿生长发育情况、羊水量,还可显示有无胎儿畸形等。

【治疗要点】

1. 一般治疗

(1)腰背痛明显者,必要时卧床休息、局部热敷。

(2)下肢静脉曲张者,应避免长时间站立,下肢扎以弹性绷带,晚间睡眠时适当垫高下肢以利静脉回流。

(3)患痔者应多吃蔬菜,少吃辛辣食物,培养排便习惯,必要时服缓泻药软化大便,纠正便秘。

(4)常出现于妊娠末期的仰卧位低血压,可改为侧卧姿势,血压可恢复正常。

(5)牛奶和奶制品中的钙易被吸收,应多摄入。

2. 药物治疗　主要补充胎儿发育需要的铁、维生素、钙剂等。

【处方】

处方 1 妊娠后半期应适时补充铁剂。

富马酸亚铁 200mg,口服,每日 1 次。

或硫酸亚铁 300mg,口服,每日 1 次。

或生血宁片 1～2 片,口服,每日 3 次。

处方 2 用于明确缺铁性贫血诊断者。

富马酸亚铁 400mg,口服,每日 3 次。

或硫酸亚铁 300mg,口服,每日 3 次。

或生血宁片 1～2 片,口服,每日 3 次。

处方 3 用于出现下肢肌肉痉挛等孕妇缺钙表现时。

迪巧维 D 钙咀嚼片 600mg,口服,每日 1 次。

或碳酸钙 D_3 1 片,口服,每日 1 次。

处方 4 乳果糖口服溶液 15～30ml。

或开塞露 1 支纳肛。

【注意事项】

1. 孕中期开始,每天增加牛奶 200g,使牛奶的总摄入量达到每日 500g。孕中期每天增加鱼、禽、蛋、瘦肉共计 50g,孕晚期再增加 75g 左右。每周最好食用 2～3 次深海鱼类。

2. 血红蛋白＜105g/L、血清铁蛋白＜12μg/L 时,每日补充元素铁 60～100mg。

3. 妊娠第 18－24 周需行胎儿系统超声筛查,胎儿染色体异常非整倍体异常的中孕期母体血清学筛查为妊娠第 15－20 周,最佳检测孕周为第 16－18 周。针对预产期时孕妇年龄超过 35 岁或高危人群可于妊娠第 16－21 周行羊膜腔穿刺检查胎儿染色体核型。无创产前检查的时间为第 12－26 周。妊娠第 24－28 周需行妊娠期糖尿病筛查,直接行 75gOGTT,其正常上限为空腹血糖 5.1mmol/L,餐后 1 小时血糖 10.0mmol/L,餐后 2 小时血糖 8.5mmol/L。

4. 如出现阴道流水、出血、不规则腹痛、胎动异常、发热、腹泻等情况,应及时去医院,以免延误治疗和抢救时机。

　　5. 如出现头痛、头晕、皮肤瘙痒等情况,亦应及时去医院就诊。

第2章

病理妊娠

第一节 流 产

妊娠不足 28 周,胎儿体重不足 1000g 而终止妊娠者称为流产。分为早期(妊娠 12 周前)流产与晚期(妊娠 12—28 周)流产,其中早期流产占 80% 以上。

一、先兆流产

妊娠 28 周前出现少量阴道出血,常出现阵发性下腹痛或腰背痛,妇科检查宫颈口未开,胎膜未破,妊娠物未排出,子宫大小与停经周数相符,妊娠有希望继续者,称为先兆流产。

【诊断要点】

1. 停经伴有早孕反应。

2. 少量阴道出血。

3. 阵发性下腹痛或腰背痛。

4. 妇科检查:宫颈口未开,胎膜未破,妊娠物未排出,子宫大小与停经周数相符。

5. 彩超提示胎儿存活。

【治疗要点】

1. 一般治疗 卧床休息,禁止性生活,心理疏导。

2. 药物治疗 黄体酮,维生素 E,地屈孕酮,必要时给予小剂量镇静药。

【处方】

处方 1　黄体酮 20mg，肌内注射，每日 1 次。

处方 2　地屈孕酮 10mg，口服，8 小时 1 次（首次剂量 40mg）。

处方 3　HCG 2000U，肌内注射，每日 1 次。

处方 4　维生素 E 100mg，肌内注射，每日 1～2 次。

二、难免流产

指胎膜已破、宫口已开大，或胎儿已死亡，流产不可避免。

【诊断要点】

1. 在先兆流产基础上发生阴道出血增多，阵发性下腹痛加重或出现阴道流液。

2. 妇科检查宫口已扩张，有时可见胚胎组织或胚囊阻塞于宫颈口内，子宫大小与停经周数基本相符或略小。

3. B 超提示胎儿存活或死亡。

【治疗要点】

一旦确诊，及早使胚胎及胎盘组织完全排出。早期流产行负压吸宫术，晚期流产行药物引产处置术，应用缩宫素加强宫缩，减少出血，必要时行清宫术。

【处方】

5％葡萄糖注射液　500ml	静脉滴注
缩宫素　　　　　　10～20U	

或缩宫素 20U，肌内注射。

【注意事项】

一般完全流产无感染征象，无特殊处理。可疑宫内感染者，胎盘组织送病理，同时抗感染治疗。出血多者，给予及时补液治疗，必要时输血。

三、稽留流产

又称为过期流产,指胚胎已经死亡,滞留在宫腔内未能及时自然排出。

【诊断要点】

1. 早孕反应消失,有先兆流产或无任何症状。

2. 查体子宫不再增大反而缩小,胎动消失。

3. 妇科检查宫颈口未开,子宫较停经周数缩小。

4. 彩超提示死胎。

【治疗要点】

注意血常规、凝血常规,若凝血功能异常,可用肝素或成分血输血,待凝血功能好转后再行刮宫,防止 DIC 发生。一次不能刮净者,5～7 天后再次刮宫。

第二节　妊娠剧吐

妊娠剧吐指妊娠早期孕妇出现严重持续的恶心、呕吐引起脱水、酮症甚至酸中毒,需要住院治疗。在有恶心、呕吐的孕妇中通常只有 0.3%～1.0% 发展为妊娠剧吐,是否需要住院治疗常作为临床上判断妊娠剧吐的重要依据之一。对于大多数妊娠剧吐患者而言,临床经过多为良性,经过积极正确的治疗,病情会很快得以改善并随着妊娠进展而自然消退,总体母婴预后良好。

【诊断要点】

1. 排除性诊断　应仔细询问病史,排除可能引起呕吐的其他疾病,如胃肠道感染、胆囊炎、胆道蛔虫、胰腺炎、尿路感染、病毒性肝炎或孕前疾病(如糖尿病引起的呕吐、Addison 病)。

2. 症状　几乎所有的妊娠剧吐均发生于孕 9 周以前,典型表现为孕 6 周左右出现恶心、呕吐并随妊娠进展逐渐加重,至孕 8 周左右发展为持续性呕吐,不能进食,极为严重者出现嗜睡、意识模糊、谵妄甚至昏迷、死亡。

3. 辅助检查

(1)尿液检查:尿酮体、尿量、尿比重,注意有无蛋白尿及管型尿,中段尿细菌培养以排除泌尿系统感染。

(2)血常规检查:红细胞计数、血红蛋白、血细胞比容。

(3)生化指标:血清钾、钠、氯水平,肝酶、血清胆红素、尿素氮、肌酐水平。

(4)动脉血气分析:了解有无酸碱失衡、二氧化碳结合力。

(5)眼底检查:了解有无视神经炎及视网膜出血。

【治疗要点】

1. 一般处理及心理支持治疗,应尽量避免接触容易诱发呕吐的气味、食品或添加剂。避免早晨空腹,鼓励少量多餐,两餐之间饮水、进食清淡干燥及高蛋白的食物。医务人员和家属应给予患者心理疏导,告知妊娠剧吐经积极治疗2～3天后,病情多迅速好转,仅少数孕妇出院后症状复发,需再次入院治疗。

2. 静脉补液、补充多种维生素、纠正脱水及电解质紊乱、合理使用止吐药物、防治并发症。

【处方】

处方1 静脉补液,补充热能。

5%葡萄糖注射液、5%葡萄糖生理盐水、林格液、生理盐水注射液共3000ml(保证葡萄糖150～180g)。

10% 氯化钾(一般每日3～4g,严重低钾血症时可补钾至每日6～8g。)

维生素 B_6 100mg

维生素 B_1 100mg

维生素 C 2～3 g。

处方2 止吐治疗。

维生素 B_6、维生素 B_6-多拉西敏复合制剂、甲氧氯普胺较为安全。

处方 3　纠正代谢性酸中毒。

5% 碳酸氢钠,每次 125～250ml,据血二氧化碳水平适当补充。

处方 4　必要时给予脂肪乳、氨基酸甚至鼻胃管肠内营养。

【注意事项】

1. 输液至少 3 日(视呕吐缓解程度和进食情况而定),维持每天尿量≥1000ml,但应注意先补充维生素 B_1 后再输注葡萄糖,以防止发生 Wernicke 脑病。

2. 注意观察尿量,补钾同时监测血清钾水平和心电图,酌情调整剂量。

3. 终止妊娠指征

(1)体温持续高于 38 ℃。

(2)卧床休息时心率每分钟>120 次。

(3)持续黄疸或蛋白尿。

(4)出现多发性神经炎及神经性体征。

(5)有颅内或眼底出血经治疗不好转者。

(6)出现 Wernicke 脑病。

第三节　早　产

妊娠满 28 周或新生儿出生体质量≥1000 g。早产分为自发性早产和治疗性早产。前者包括早产和胎膜早破后早产;后者是因妊娠合并症或并发症,为母儿安全需要提前终止妊娠者。

【诊断要点】

1. 早产临产　凡妊娠满 28～37 周,出现规律宫缩(指每 20 分钟 4 次或每 60 分钟内 8 次),同时宫颈管进行性缩短(宫颈缩短≥80%),伴有宫口扩张。

2. 先兆早产　凡妊娠满 28 周至不满 37 足周,孕妇虽有上述规律宫缩,但宫颈尚未扩张,而经阴道超声测量 CL≤20 mm 则诊断为先兆早产。

3. 早产的预测方法　前次晚期自然流产或早产史,但不包括治疗性晚期流产或早产。妊娠 24 周前阴道超声测量 CL＜25 mm。

【治疗要点】

1. 宫缩抑制药　目的是防止即刻早产,为完成促胎肺成熟治疗,以及转运孕妇到有早产儿抢救条件的医院分娩赢得时间。

(1)钙通道阻断药:硝苯地平、硝苯地平缓释片。

(2)前列腺素抑制药:吲哚美辛,主要用于妊娠 32 周前的早产。

(3)β_2 肾上腺素能受体兴奋药:利托君。

(4)缩宫素受体拮抗药:阿托西班。

2. 硫酸镁的应用　推荐妊娠 32 周前早产者常规应用硫酸镁作为胎儿中枢神经系统保护药治疗。硫酸镁不但能降低早产儿的脑瘫风险,而且能减轻妊娠 32 周早产儿的脑瘫严重程度。适应证:产前子痫和子痫患者、＜32 孕周的早产者;孕 32 周前的早产临产,宫口扩张后用药。

3. 糖皮质激素促胎肺成熟　妊娠 $28-34^{+6}$ 周的先兆早产应当给予 1 个疗程的糖皮质激素。

4. 抗生素　对于胎膜完整的早产,使用抗生素不能预防早产,除非分娩在即而下生殖道 B 族溶血性链球菌检测阳性,否则不推荐应用抗生素。

5. 产时处理与分娩方式　早产儿尤其是＜32 孕周的极早早产儿需要良好的新生儿救治条件,故对有条件者可转到有早产儿救治能力的医院分娩;产程中加强胎心监护有利于识别胎儿窘迫,尽早处理;分娩镇痛以硬脊膜外阻滞麻醉镇痛相对安全;不提倡常规会阴侧切,也不支持没有指征的产钳应用;对臀位特别是足先露者应根据当地早产儿治疗护理条件权衡剖宫产利弊,因地制宜选择分娩方式。早产儿出生后适当延长 30～120 秒后断脐,可减少新生儿输血的需要,大约可减少 50％的新生儿脑室内出血。

【处方】

处方 1　硝苯地平,起始剂量为 20mg,口服,然后每次 10～20mg,每日 3～4 次,根据宫缩情况调整,可持续 48 小时。服药中注意观察血压,防止血压过低。

处方 2　吲哚美辛,起始剂量为 50～100 mg,经阴道或直肠给药,也可口服,然后每 6 小时 25mg,可维持 48 小时。

处方 3　利托君,起始剂量每分钟 50～100μg,静脉滴注,每 10 分钟可增加剂量 50μg,至宫缩停止,最大剂量每分钟不超过 350 μg,共 48 小时。

处方 4　硫酸镁,负荷剂量 4g,静脉滴注,30 分钟滴完,然后以每小时 1g 维持至分娩。建议应用硫酸镁时间不超过 48 小时。禁忌证:孕妇患肌无力、肾功能衰竭者禁用。本指南推荐硫酸镁应用前及使用过程中应监测呼吸、膝反射、尿量(同妊娠期高血压疾病),24 小时总量不超过 30g。

处方 5　地塞米松,6 mg,肌内注射,12 小时重复 1 次,共 4 次。

【注意事项】

1. 高危因素

(1)有晚期流产及(或)早产史者。

(2)阴道超声检查:孕中期阴道超声检查子宫颈长度 ＜25mm。

(3)有子宫颈手术史者:如宫颈锥切术、环形电极切除术(LEEP)治疗后、子宫发育异常者。

(4)孕妇年龄过小或过大:孕妇≤17 岁或＞35 岁。

(5)妊娠间隔过短的孕妇:2 次妊娠间隔如控制在 18～23 个月,早产风险相对较低。

(6)过度消瘦的孕妇:体质指数＜19 kg/m²,或孕前体质量＜50 kg,营养状况差,易发生早产。

（7）多胎妊娠者。

（8）辅助生殖技术助孕者。

（9）胎儿及羊水量异常者：胎儿结构畸形和（或）染色体异常、羊水过多或过少者，早产风险增加。

（10）有妊娠并发症或合并症者。

（11）异常嗜好者：有烟酒嗜好或吸毒的孕妇。

2. 产程中加强胎心监护有利于识别胎儿窘迫，尽早处理；不提倡常规会阴侧切，也不支持没有指征的产钳应用；对臀位特别是足先露者应根据当地早产儿治疗护理条件权衡剖宫产利弊，因地制宜选择分娩方式；早产儿出生后适当延长 30～120 秒后断脐，可减少新生儿输血的需要，大约可减少 50％的新生儿脑室内出血。

3. 宫缩抑制药持续应用 48 小时，因超过 48 小时的维持用药不能明显降低早产率，但明显增加药物不良反应，故不推荐 48 小时后的持续宫缩抑制药治疗。因 2 种或以上宫缩抑制药联合使用可能增加不良反应的发生，应尽量避免联合使用。

第四节　过期妊娠

平时月经规律，妊娠达到或超过 42 周尚未分娩者，称为过期妊娠。过期妊娠使胎儿窘迫、胎粪吸入综合征、过期综合征、新生儿窒息、围产儿死亡、巨大儿以及难产等不良结局发生率增高，并随妊娠期延长而增加。

【诊断要点】

1. 核实孕周　准确核实孕周，确定胎盘功能是否正常是关键。根据末次月经、排卵日、性交日期、人工授精、体外受精-胚胎移植术的日期、早孕反应开始出现时间、胎动开始出现时间、早期超声检查等推算孕周。

2. 判断胎儿安危状况　胎动计数、胎心监护、超声、脐动脉收缩压与舒张压的比值（S/D）等。

【治疗要点】

妊娠 41 周以后,应考虑终止妊娠,尽量避免过期妊娠。根据胎儿安危状况、胎儿大小、宫颈成熟度综合分析,决定分娩方式。

1. 促宫颈成熟 宫颈 BISHOP 评分,评分≥7 分者,可直接引产;评分<7 分,引产前先促宫颈成熟。

2. 引产术 静滴缩宫素、人工破膜。

3. 产程处理 进入产程后,嘱孕妇左侧卧位、吸氧,连续监测胎心,注意羊水性状,必要时取胎儿头皮血测 pH,及早发现胎儿窘迫。

4. 过期妊娠 胎盘功能减退,胎儿储备能力下降,需适当放宽剖宫产指征。

【处方】

处方 1 促宫颈成熟:米索前列醇 $25\mu g$,阴道放置,每日 2 次,间隔 6 小时。地诺前列酮栓 1 枚置阴道后穹。

处方 2 5%葡萄糖注射液 500ml,2.5U 缩宫素,静脉滴注。

【注意事项】

剖宫产指征:①引产失败;②产程长,胎儿先露部下降不满意;③产程中出现胎儿窘迫;④头盆不称、巨大儿、臀位半骨盆轻度狭窄;⑤高龄初产;⑥破膜后羊水量少、黏稠、胎粪污染;⑦出现妊娠合并症或并发症。

第五节 死 胎

妊娠 20 周后胎儿在子宫内死亡,称之为死胎。胎儿在分娩过程中死亡,称之为死产,也是死胎的一种。

【诊断要点】

孕妇自觉胎动停止,子宫停止生长,检查时听不到胎心,子宫大小与停经周数不符,超声检查可以确诊。

【治疗要点】

死胎一经确诊,首先应详尽完善病史,包括家族史、既往史、本次妊娠情况,尽早引产。

【处方】

处方 1　依沙吖啶 75～100mg,羊膜腔注射。

处方 2　米非司酮 150mg＋米索前列醇 0.6mg,口服。

处方 3　缩宫素引产用法:起始剂量为 2.5U,溶于 500ml 乳酸钠林格液,即配成缩宫素 0.5％的浓度,开始 8 滴/分,根据宫缩和胎心调整,最大浓度可调至缩宫素 1％的浓度,40 滴/分。

处方 4　对于宫颈不成熟者或瘢痕子宫者,可考虑水囊扩张宫颈后行药物引产术。

【注意事项】

1. 胎儿死亡超过 3 周未排出,应明确有无 DIC,避免引起严重的产科出血。

2. 纤维蛋白原＜1.5g/L,血小板＜$100×10^9$/L,应给予肝素治疗,0.5mg/kg,每 6 小时 1 次,一般 24～48 小时后即可使纤维蛋白原、血小板恢复至有效止血水平,再行引产。

3. 病因

(1)胎盘及脐带原因:如前置胎盘、胎盘早剥、脐带帆状附着、血管前置、急性绒毛膜羊膜炎、脐带打结、脐带脱垂等。

(2)胎儿原因:畸形、多胎、胎儿生长受限、感染等。

(3)母体原因:妊娠期高血压疾病、过期妊娠、糖尿病、慢性肾病、心血管疾病、全身或腹腔感染。

(4)子宫原因:宫缩过强、子宫张力过大、仰卧位致子宫血流不畅等。

第六节　羊水过多

凡在妊娠任何时期羊水量超过 2000ml 者,称为羊水过多,发生率为 0.5％～1％,分为急性羊水过多和慢性羊水过多。

【诊断要点】

1. 临床表现：急性羊水过多较少见，由于羊水急速增多，出现一系列压迫症状，如孕妇自觉腹胀、行动不便、呼吸困难、发绀。慢性羊水过多较多见，症状较为缓和，无明显不适或仅出现轻微压迫症状。

2. 宫高、腹围大于同期孕妇，腹壁皮肤发亮、变薄。

3. 胎位不清，胎心遥远或听不到。

4. 超声诊断标准：AFV≥8cm 或 AFI≥25cm 可诊断羊水过多。另超声可了解胎儿有无畸形、胎儿水肿、双胎等。

【治疗要点】

取决于胎儿有无畸形、孕周大小及孕妇自觉症状的严重程度。

1. 羊水过多合并胎儿畸形时及时终止妊娠。

2. 羊水过多合并正常儿，应根据羊水过多的程度与胎龄决定。寻找病因，积极治疗糖尿病、妊娠期高血压疾病等母体疾病，母儿血型不合者，必要时可行宫内输血治疗。

3. 胎肺不成熟者，应尽量延长孕周。自觉症状轻者，注意休息，左侧卧位，必要时给予镇静药。每周复查超声了解羊水量及胎儿生长情况。自觉症状重者可经腹羊膜腔穿刺放出适量羊水缓解压迫症状，并检测胎肺成熟度。

4. 羊水量反复增长，自觉症状严重，妊娠≥34 周，胎肺已成熟，可终止妊娠。如胎肺未成熟，可在羊膜腔内注射地塞米松10mg 促胎肺成熟，24～48 小时后考虑引产。

【处方】

吲哚美辛有抗利尿作用，可抑制胎儿排尿使羊水量减少。用法：吲哚美辛 2.2～2.4mg/(kg·d)，口服，每日 2 次。

【注意事项】

1. 穿刺放羊水时，速度不宜过快，每小时 500ml，一次放羊水量不超过 15 000ml，密切观察孕妇血压、心率、呼吸变化，监测胎心，酌情给予镇静药，预防早产。必要时 3～4 周后再次放羊水，以降低宫腔内压力。

2. 分娩时警惕脐带脱垂和胎盘早剥发生,胎儿娩出后及时应用宫缩药,预防产后出血发生。

3. 吲哚美辛有使动脉导管早闭的不良反应,不宜长时间应用,妊娠＞34 周者也不宜应用。

第七节　羊水过少

妊娠晚期羊水量＜300ml 者,称为羊水过少,羊水过少的发生率为 0.4%～4%。羊水过少严重影响围产儿的预后,羊水量＜50ml,围产儿病死率高达 88%。

【诊断要点】

1. 临床表现　症状多不典型,孕妇于胎动时感腹痛,胎盘功能减退时常有胎动减少。查体宫高腹围较孕期小,合并胎儿生长受限更明显。阴道检查时发现前羊膜囊不明显,人工破膜时羊水流出极少。

2. 超声提示　AFV≤2cm 或 AFI≤5cm 可诊断。超声能及时发现胎儿生长受限,以及胎儿肾缺如、肾发育不全、输尿管或尿道梗阻等畸形。

【治疗要点】

根据胎儿有无畸形和孕周大小选择治疗方案。

1. 羊水过少合并胎儿畸形:确诊胎儿畸形应尽早终止妊娠。

2. 羊水过少合并正常胎儿:寻找病因,去除病因。对于妊娠已足月、胎儿可存活者,应及时终止妊娠;对妊娠未足月,胎肺不成熟者,可行增加羊水量期待治疗,延长妊娠期。可采用静脉补液、羊膜腔灌注液体法。

3. 对合并胎盘功能不良、胎儿窘迫、或破水时羊水量少且胎粪严重污染者,估计短期内不能结束分娩,应采用剖宫产术;对于胎儿贮备功能尚好,无明显宫内缺氧,人工破膜羊水清亮者,可阴道试产,试产过程中严密监测胎心及产程进展。

【处方】

无具体药物处方。

【注意事项】

1. 羊水过少主要与胎儿畸形、胎盘功能减退等因素相关,部分羊水过少原因不明。

2. 妊娠中期发现羊水过少,应严密随访,观察胎儿有无泌尿系等部位的畸形。

3. 妊娠晚期发现羊水少,若初次发现羊水少,可复查彩超再次测定羊水量,同时行胎心监测,据结果决定是否立即终止妊娠。

第八节 胎盘早剥

正常位置的胎盘在胎儿娩出前部分或全部从宫壁剥离,称为胎盘早剥。分级:0级,胎盘后有小凝血块,但无临床症状。Ⅰ级,阴道出血,可有子宫压痛和子宫强直性收缩;产妇无休克发生,无胎儿窘迫发生。Ⅱ级,可能有阴道出血;产妇无休克,有胎儿窘迫发生。Ⅲ级,可能有外出血,子宫强直性收缩明显,触诊呈板状;持续性腹痛,产妇发生失血性休克,胎儿死亡;30%的产妇有凝血功能指标异常。

【诊断要点】

1. 高危因素 血管病变、机械因素、子宫静脉压升高、高龄多产、外伤及接受辅助生育技术助孕等。

2. 早期表现 常常是胎心率首先发生变化,宫缩后子宫弛缓欠佳。触诊时子宫张力增大,宫底增高,严重时子宫呈板状,压痛明显,胎位触及不清;胎心率改变或消失,胎盘早剥Ⅲ级患者病情凶险,可迅速发生休克、凝血功能障碍甚至多器官功能损害。

3. 临床表现 胎盘早剥的典型症状是阴道出血、腹痛、子宫收缩和子宫压痛。出血特征为陈旧性不凝血。绝大多数发生在孕 34 周以后。往往是胎盘早剥的严重程度与阴道出血量不相符。后壁胎盘的隐性剥离多表现为腰背部疼痛,子宫压痛可不明显。部分胎盘早剥伴有宫缩,但宫缩频率高、幅度低,间歇期也不能完全放松。

4. 辅助检查

(1)超声检查:准确率在 25% 左右,超声检查无异常发现也不能排除胎盘早剥,但可用于前置胎盘的鉴别诊断及保守治疗的病情监测。

(2)胎心监护:胎心监护用于判断胎儿的宫内状况,胎盘早剥时可出现胎心监护的基线变异消失、变异减速、晚期减速、正弦波形及胎心率缓慢等。

(3)实验室检查:主要监测产妇的贫血程度、凝血功能、肝肾功能及电解质等。进行凝血功能检测和纤溶系统确诊试验,以便及时发现 DIC。

【治疗要点】

胎盘早剥的治疗应根据孕周、早剥的严重程度、有无并发症、宫口开大情况、胎儿宫内状况等决定。原则为纠正休克,及时终止妊娠,防止产后出血。

1. 纠正休克　监测产妇生命体征,积极输血、补液维持血液循环系统的稳定,有 DIC 表现者要尽早纠正凝血功能障碍。使血红蛋白维持在 100g/L,血细胞比容>30%,每小时尿量>30ml。

2. 监测胎儿宫内情况　持续监测胎心以判断胎儿的宫内情况。对于有外伤史的产妇,疑有胎盘早剥时,应至少行 4 小时的胎心监护,以早期发现胎盘早剥。

3. 终止妊娠

(1)阴道分娩:①如胎儿已死亡,在评价产妇生命体征前提下首选阴道分娩。严重的胎盘早剥常致胎儿死亡,且合并凝血功能异常,抢救产妇是治疗的重点。应尽快实施人工破膜减压及促进产程进展,减少出血。缩宫素的使用要慎重,以防子宫破裂。如伴有其他异常,如胎横位等可行剖宫产术。应强调根据不同情况,个体化处理。②胎儿存活者,以显性出血为主,宫口已开大,经产妇一般情况较好,估计短时间内能结束分娩者,人工破膜后可经阴道分娩。分娩过程中密切观察血压、脉搏、宫底高度、宫缩与出血情况,建议全程行胎心电子监护,了解胎儿宫内状况,并备足血制品。

(2)剖宫产术分娩:孕 32 周以上,胎儿存活,胎盘早剥Ⅱ级以上,建议尽快、果断进行剖宫产术,以降低围产儿死亡率。阴道分娩过程中,如出现胎儿窘迫征象或破膜后产程无进展者,应尽快行剖宫产术。近足月的轻度胎盘早剥者。病情可能随时加重,应考虑终止妊娠并建议剖宫产术分娩为宜。

4. 非手术治疗 对于妊娠 32—34 周 0～1 级胎盘早剥者,可予以非手术治疗。妊娠 34 周以前者需给予类固醇皮质激素促胎肺成熟。妊娠 28—32 周,以及＜28 孕周的极早产产妇,如为显性阴道出血、子宫松弛,产妇及胎儿状态稳定时,行促胎肺成熟的同时考虑非手术治疗。分娩时机应权衡产妇及胎儿的风险后再决定。非手术治疗过程中,应密切行超声检查,监测胎盘早剥情况。一旦出现明显阴道出血、子宫张力高、凝血功能障碍及胎儿窘迫时,应立即终止妊娠。

【处方】

处方 1　缩宫素 20U,肌内注射、入液静脉滴注或宫体注射。

处方 2　米索前列醇 400μg,纳肛。

处方 3　卡前列素氨丁三醇注射液 250μg,宫体注射。

处方 4　输血液制品,如血浆、纤维蛋白原、悬浮红细胞等。

处方 5　肝素,适用于 DIC 高凝阶段及不能直接去除病因者。

【注意事项】

1. 产后出血的处理 由于凝血功能障碍及子宫收缩乏力,胎盘早剥患者常发生产后出血。应给予促宫缩药物,针对性补充血制品。另可采用压迫止血、动脉结扎、动脉栓塞、子宫切除等手段控制出血。

2. **严重并发症的处理**　强调多学科联合治疗，在 DIC 处理方面应重点补充血容量及凝血因子，应在改善休克状态的同时及时终止妊娠，以阻止凝血物质继续进入血管内而发生消耗性凝血。对肾功能不全的处理，在改善休克后仍少尿者（每小时尿量<17ml）则给予利尿药（呋塞米、甘露醇等）处理。注意监测肾功能，维持电解质及酸碱平衡，必要时行血液透析治疗。

第九节　前置胎盘

妊娠 28 周后，胎盘仍附着于子宫下段，其下缘达到或覆盖宫颈内口，位置低于胎儿先露部，称为前置胎盘。分为 4 种类型，包括完全性前置胎盘、部分性前置胎盘、边缘性前置胎盘、低置胎盘。妊娠中期超声发现胎盘接近或覆盖宫颈内口时，称为胎盘前置状态。前置胎盘的程度可随妊娠及产程的进展而发生变化，诊断时期不同，分类也不同。建议以临床处理前的最后一次检查来确定分类。

【诊断要点】

1. **病史**　妊娠晚期或临产后突然出现无诱因、无痛性的阴道流血。

2. **体征**　患者全身情况与出血量及出血速度密切相关。反复出血可呈贫血貌，急性大量出血可致失血性休克。

3. **腹部检查**　子宫软、无压痛、轮廓清楚，子宫大小符合妊娠周数，胎位清楚，胎先露高浮或伴有胎位异常。

4. **阴道检查**　应采用超声检查确定胎盘位置，如前置胎盘诊断明确，不必再行阴道检查。如必须通过阴道检查以明确诊断或选择分娩方式，可在输液、备血及可立即行剖宫产手术的条件下进行。禁止肛查。

5. 辅助检查

(1)超声检查:在妊娠的任何时期,如怀疑前置胎盘,推荐使用经阴道超声进行检查。其准确性明显高于经腹超声,并具有安全性。当胎盘边缘未达到宫颈内口,测量胎盘边缘距宫颈内口的距离;当胎盘边缘覆盖了宫颈内口,测量超过宫颈内口的距离,精确到毫米。

(2)MRI 检查:有条件的医院,怀疑合并胎盘植入者,可选择MRI 检查。

【治疗要点】

治疗原则为止血、纠正贫血、预防感染、适时终止妊娠。根据前置胎盘类型、出血程度、妊娠周数、胎儿宫内状况、是否临产等进行综合评估,给予相应治疗。

1. 期待治疗 目的是在母儿安全的前提下,延长孕周,提高胎儿存活率。适用于妊娠小于 36 周、一般情况好、胎儿存活、阴道出血不多、无需紧急分娩的孕妇。一般处理:阴道出血期间绝对卧床,建议侧卧位,血止后可适当活动。

2. 药物治疗 纠正贫血:维持血红蛋白在 110g/L 以上,血细胞比容在 30% 以上。止血:有早产风险的可酌情给予宫缩抑制药(硫酸镁、利托君、钙通道抑制药等)。妊娠小于 34 周应促胎肺成熟治疗。

3. 手术治疗

【处方】

处方 1 补血药物:琥珀酸亚铁、乳酸亚铁、生血宁。

处方 2 宫缩抑制药

25%硫酸镁注射液	20ml	每分钟 60 滴,快速静脉
5%葡萄糖注射液	100ml	滴注
25%硫酸镁注射液	60ml	每分钟 13 滴,持续静脉滴
5%葡萄糖注射液	250ml	注至宫缩消失

盐酸利托君注射液	50mg	每分钟 5 滴开始静脉滴注,每
5%葡萄糖注射液	250ml	10 分钟可增加剂量 50 μg,至
		宫缩停止,最大剂量不超过每
		分钟350μg,共 48 小时

【注意事项】

1. 非手术治疗过程中出现阴道大出血的预测:妊娠 34 周前经阴道超声测量宫颈管长度<3cm,大出血、急诊剖宫产术的风险增加。如覆盖宫颈内口的胎盘较厚(>1cm),产前出血、胎盘粘连、植入及手术风险增加。覆盖宫颈内口的胎盘边缘出现无回声区,突然出现大出血的风险是其他类型前置胎盘的 10 倍。位于前次剖宫产子宫切口瘢痕处的前置胎盘即"凶险性前置胎盘"常伴发胎盘植入、产后严重出血、子宫切除率明显升高。

2. 终止妊娠

(1)紧急剖宫产:出现大出血甚至休克,为挽救孕妇生命;期待治疗过程中,出现胎儿窘迫等产科指征,胎儿已可存活;临产后诊断的部分性前置胎盘或边缘性前置胎盘,出血量较多,估计短时间内不能分娩者。

(2)择期剖宫产:对于无症状的前置胎盘合并胎盘植入可于妊娠 36 周后终止妊娠。无症状的完全性前置胎盘,37 周可考虑终止妊娠。边缘性前置胎盘 38 周可考虑终止。部分性前置胎盘应根据胎盘覆盖宫颈内口情况适时终止妊娠。

(3)阴道分娩:边缘性前置胎盘、低置胎盘、出血少,枕先露;部分性前置胎盘,宫颈口已扩张,估计短时间内可以结束分娩者,在有条件的医疗机构,备足血源的同时可在严密监测下行阴道试产。

3. 利托君使用过程中应密切观察心率和主诉,如每分钟心率超过 120 次,或诉心前区疼痛则停止使用。副作用:在母体方面主要有恶心、头痛、鼻塞、低血钾、心动过速、胸痛、气短、高血糖、肺水肿、偶有心肌缺血等;胎儿及新生儿方面主要有心动过速、低血糖、低血钾、低血压、高胆红素,偶有脑室周围出血等。用药禁忌证有心脏病、心律失常、糖尿病控制不满意、甲状腺功能亢进者。

第十节　胎儿生长受限

胎儿生长受限(FGR)是一种产科并发症,指超声评估胎儿体重低于同胎龄应有胎儿体重第 10 百分位数以下,低于第 3 百分位数为严重 FGR。FGR 可致死胎、早产、低出生体重、胎儿缺氧、新生儿窒息、胎粪吸入综合征等,远期将影响神经行为发育,并增加代谢综合征的发生风险。

【诊断要点】

1. **核实孕周**　FGR 的诊断基于准确的孕周计算,核实孕周,包括孕母月经史、辅助生殖技术的信息及妊娠早、中期的超声检查。

2. **宫底高度**　妊娠 26 周后发现宫底高度低于孕周相应标准3cm 以上,或与之前相比无增加,须进行超声检查,评估胎儿体重、羊水量或羊水深度、生物物理评分和脐动脉血流阻力。宫底高度低于相应孕周平均值 4cm 以上,应高度怀疑 FGR。

3. **超声检查**　超声评估胎儿体重小于第 10 百分位数和胎儿腹围小于第 5 百分位数,是目前较为公认的指标,至少间隔 3 周复查 1 次。若超声评估诊断为 FGR 或胎儿生长缓慢,须进一步超声检查,区分 FGR 是匀称型还是非匀称型。

4. **危险因素**　包括孕母、胎儿及胎盘脐带因素。孕母危险因素有:高龄、合并慢性疾病、影响不良或低体重、药物暴露等。胎儿危险因素有:多胎妊娠、宫内感染、先天性畸形、染色体异常。胎盘脐带因素有:单脐动脉、帆状胎盘、轮廓状胎盘、副叶胎盘、小胎盘、胎盘嵌合体等。

【治疗要点】

1. FGR 一旦确诊,立即开始严密监测　目前较为理想的

FGR 监测方案是联合评估,即综合多普勒超声、羊水量、生物物理评分、胎儿电子监护和胎儿生长情况。

具体监测方案:每周 2 次无刺激胎心监护(NST)和羊水测定或基于胎龄的生物物理评分测定,每周监测脐动脉血流,每 2～3 周评估胎儿生长发育情况,如果脐动脉多普勒血流异常,应进一步检查大脑中动脉(MCA)和静脉导管多普勒。若脐动脉舒张期血流消失或反向,提示需要及时干预,应住院甚至终止妊娠。住院期间应至少每 8 小时 1 次胎心监护,生物物理评分至少每天 1 次。

2. FGR 终止妊娠时机　必须综合考虑 FGR 的病因、监测指标异常情况、孕周和当地新生儿重症监护的水平。

(1)FGR 的胎儿监测无明显异常,仅出现脐动脉舒张末期血流反向可期待至≥32 周终止妊娠。仅出现脐动脉舒张末期血流消失可期待至≥34 周终止妊娠。仅出现脐动脉最大峰值血流速度/舒张末期血流速度升高或 MCA 多普勒异常可期待至≥37 周终止妊娠。期待治疗期间需加强胎心监护。

(2)如果 FGR 在妊娠 32 周前出现脐动脉舒张末期血流消失或反向且合并静脉导管多普勒异常,当胎儿可以存活并完成糖皮质激素治疗后,应建议终止妊娠。

(3)若 FGR 在妊娠 32 周前出现生长缓慢或停滞,应当住院,行多普勒血流监测和其他产前监测。若 FGR 出现生长发育停滞＞2 周或者产前监测出现明显异常(生物物理评分＜6 分、胎心监护频繁异常),应考虑终止妊娠。

3. FGR 的分娩方式　单纯的 FGR 并不是剖宫产的绝对指征,若 FGR 伴有脐动脉舒张末期血流消失或反向,须行剖宫产尽快终止妊娠。阴道分娩时须行持续胎心监护,FGR 若脐动脉多普勒正常,或搏动指数异常但舒张末期血流存在仍可考虑阴道试产,但剖宫产率明显增加。

【处方】

处方 1　阿司匹林,对于有胎盘血流灌注不足疾病史(如

FGR、子痫前期、抗磷脂综合征)的孕妇,可以从妊娠 12—16 周开始服用小剂量阿司匹林至 36 周。

处方 2 低分子肝素,抗凝治疗能改善胎盘功能障碍疾病(如子痫前期、FGR、死产史等)的预后,对于高危孕妇预防 FGR 具有一定疗效。

【注意事项】

1. 首次产检应当评估 FGR 的危险因素,妊娠 20—24 周时须再次根据唐氏综合征母血血清学检查结果和胎儿系统超声指标等再次评估。一旦诊断 FGR,应再次详细询问孕母病史,筛查 FGR 的危险因素,复习血清学筛查结果,检查胎儿有无先天性感染的表现(如颅内或肝内钙化灶、巨脑室)。

2. 一旦发现 FGR,首先应除外胎儿畸形。如果 FGR 可疑胎儿畸形,超声软指标阳性但无明显胎盘血流灌注不足证据者,建议行胎儿染色体核型分析排除染色体异常。严重 FGR 应进行弓形虫、风疹病毒、巨细胞病毒、单纯疱疹病毒、梅毒及艾滋病的筛查。

3. 妊娠早期唐氏综合征筛查的血清学标记物包括妊娠相关血浆蛋白-A 和游离 β-HCG,其中妊娠相关血浆蛋白-A<0.415 中位数的倍数,即低于第 5 百分位数,可有效预测 FGR。而妊娠中期唐氏综合征筛查的血清学标记物预测价值有限。

4. 妊娠早期超声检查核实孕周并了解胎儿颈项透明度,如果生化指标有异常,则在妊娠第 20—24 周行子宫动脉血流阻力测定。若期间多次多普勒指标异常(单侧或双侧搏动指数>95%),即使随后恢复正常,FGR 的风险仍会增加。一般建议妊娠第 26—28 周开始行超声动态监测胎儿大小和脐动脉血流阻力以评估胎儿健康状况。众多的超声软指标中,胎儿肠管强回声与 FGR 的发生有关,因此出现胎儿肠管强回声,应动态监测胎儿大小和脐动脉血流阻力。

5. 增加饮食、补充孕激素或静脉补充营养无法治疗或预防 FGR。

6. FGR 的监测。脐动脉多普勒是 FGR 最重要的监测方法，监测指标包括最大峰值血流速度/舒张末期血流速度、阻力指数和搏动指数。脐动脉多普勒结果正常时，需每 1～2 周复查，但对于严重的 FGR 需适当增加监测频率。脐动脉血流指数异常时（如搏动指数或阻力指数＞孕龄平均值 2 个标准差），若舒张期血流存在，每周监测 2 次；若舒张期血流消失或反向，需每日监测。对于高危妊娠而言，脐动脉血流监测可降低围产儿死亡率，但对于低危妊娠、正常发育的胎儿，不能降低围产儿死亡率，故不推荐正常妊娠孕妇常规行脐动脉血流监测。

（1）大脑中动脉多普勒：监测 MCA 的搏动指数或阻力指数/脐动脉搏动指数（大脑-胎盘血流比）。若 MCA 舒张期血流速度增加，则该值降低，反映了 FGR 中的大脑保护效应，是 FGR 胎儿宫内缺氧的征兆。脐动脉多普勒正常的足月 FGR 胎儿，MCA 多普勒异常（搏动指数＜第 5 百分位数），提示酸中毒可能，应及时终止妊娠。此外 MCA 也可用于评估胎儿贫血。

（2）静脉导管多普勒：静脉导管是连接腹腔内脐静脉的下腔静脉的一支小静脉，直接反映胎儿右心房的压力。若 FGR 胎儿静脉导管多普勒在心房收缩期血流速度消失或反向，1 周内胎儿宫内的风险显著增加。

（3）羊水量监测、胎儿电子监护、生物物理评分。

第十一节　胎儿窘迫

胎儿在宫内因急性或慢性缺氧危及胎儿健康和生命的综合症状，称为胎儿窘迫，分为急性和慢性两种。

【诊断要点】

1. 急性胎儿窘迫　常发生在分娩期，因子宫胎盘循环障碍、气体交换受阻或脐带循环障碍所致，常见原因有：前置胎盘，胎盘早剥,子宫收缩过强、过频,脐带脱垂、真结、扭转,母体严重循环障碍,孕妇使用麻醉药及镇静药过量,抑制呼吸。

(1)胎心率异常:缺氧早期,胎心率于无宫缩时增快,＞160bpm;缺氧晚期,胎心率＜110bpm。

(2)胎心监护出现晚期减速和变异减速。

(3)羊水胎粪污染。

(4)胎动异常:缺氧初期胎动频繁,晚期减少甚至消失。

(5)酸中毒:胎儿头皮血 pH＜7.2(正常值 7.25～7.35)。

2.慢性胎儿窘迫　常发生在妊娠晚期,原因有母体血含氧量不足、子宫胎盘血管硬化、狭窄、胎盘组织细胞变性坏死、胎儿运输及利用氧能力低。

(1)胎动减少或消失:胎动＜10 次/12 小时,是胎儿缺氧的重要表现之一。

(2)胎心监护异常:NST 无反应型。

(3)胎儿生物物理评分低下。

(4)胎儿生长受限。

(5)胎盘功能低下。

【治疗要点】

1.急性胎儿窘迫　积极寻找原因予以纠正,左侧位,吸氧,缩宫素使用不当者立即停用,尽快终止妊娠。宫口开全者,骨盆正常,胎儿双顶径已达坐骨棘平面以下,尽快阴道助产。宫口未开全者,出现下列情况之一者立即行剖宫产:①胎心基线变异消失伴胎心基线＜110bpm,或伴频繁晚期减速,或伴重度变异减速;②正弦波;③胎儿头皮血 pH＜7.2。

2.慢性胎儿窘迫　根据孕妇合并症或并发症特点及严重程度,结合孕周、胎儿成熟度及胎儿窘迫严重程度综合判断。

(1)期待治疗:孕周小,估计胎儿娩出后存活可能小,以期延长孕龄。左侧位、吸氧、促胎肺成熟、治疗妊娠合并症和并发症。

(2)终止妊娠:妊娠近足月,胎动减少或催产素激惹试验

（OCT)出现晚期减速、重度变异减速、生物物理评分低。分娩方式以剖宫产为宜。

【处方】

无具体处方。

【注意事项】

1. 临床上胎动消失 24 小时后胎心突然消失。

2. 期待过程中交代病情,胎儿随时可能胎死宫内,胎盘功能低下可影响胎儿发育,预后不良。

第十二节　妊娠期高血压疾病

妊娠期高血压疾病为多因素发病,可存在各种母体基础病理状况,也受妊娠期环境因素的影响。妊娠期间病情缓急不同,可呈现进展性变化并可迅速恶化。

【诊断要点】

1. 分类

（1）妊娠期高血压:妊娠 20 周后首次出现高血压,收缩压≥140mmHg 和（或）舒张压≥90mmHg,于产后 12 周内恢复正常;尿蛋白检测阴性。收缩压≥160mmHg 和（或）舒张压≥110mmHg 为重度妊娠期高血压。

（2）子痫前期:妊娠 20 周后出现收缩压≥140mmHg 和（或）舒张压≥90mmHg,且伴有下列任一项:24 小时尿蛋白≥0.3g,或尿蛋白/肌酐比值≥0.3,或随机尿蛋白≥（＋）（无法进行尿蛋白定量时的检查方法）;无蛋白尿但伴有以下任何一种器官或系统受累:心、肺、肝、肾等重要器官,或血液系统、消化系统、神经系统的异常改变,胎盘-胎儿受到累及等。血压和（或）尿蛋白水平持续升高,发生母体器官功能受损或胎盘-胎儿并发症是子痫前期病情向重度发展的表现。

（3）子痫:子痫前期基础上发生不能用其他原因解释的抽搐。

（4）妊娠合并慢性高血压：既往存在的高血压或在妊娠 20 周前发现收缩压≥140 mmHg 和（或）舒张压≥90 mmHg，妊娠期无明显加重；或妊娠 20 周后首次诊断高血压并持续到产后 12 周以后。

（5）慢性高血压并发子痫前期：慢性高血压孕妇，孕 20 周前无蛋白尿，孕 20 周后出现 24 小时尿蛋白≥0.3g 或随机尿蛋白≥（＋）；或孕 20 周前有蛋白尿，孕 20 周后尿蛋白定量明显增加；或出现血压进一步升高等上述重度子痫前期的任何一项表现。

2. 辅助检查　24 小时尿蛋白定量≥0.3g 或尿蛋白/肌酐比值≥0.3，或随机尿蛋白≥（＋）定义为蛋白尿。子痫前期及子痫：视病情发展和诊治需要应酌情增加以下检查项目。

（1）眼底检查。

（2）血电解质。

（3）超声等影像学检查肝、肾等脏器及胸腹水情况。

（4）动脉血气分析。

（5）心脏彩超及心功能测定。

（6）超声检查胎儿生长发育指标。

（7）头颅 CT 或 MRI 检查。

【治疗要点】

妊娠期高血压疾病的治疗目的是预防重度子痫前期和子痫的发生，降低母儿围产期发病率和死亡率，改善围产结局。治疗基本原则是休息、镇静、预防抽搐、有指征地降压和利尿、密切监测母儿情况，适时终止妊娠。

（1）妊娠期高血压：休息、镇静、监测母胎情况，酌情降压治疗。

（2）子痫前期：预防抽搐，有指征地降压、利尿、镇静，密切监测母胎情况，预防和治疗严重并发症，适时终止妊娠。

（3）子痫：控制抽搐，病情稳定后终止妊娠，预防并发症。

（4）妊娠合并慢性高血压：以降压治疗为主，注意预防子痫前期的发生。

（5）慢性高血压并发子痫前期：兼顾慢性高血压和子痫前期的治疗。

①一般治疗：注意休息，以侧卧位为宜；保证摄入足量的蛋白质和热能；适度限制食盐摄入。保证充足睡眠，必要时可睡前口服地西泮 2.5～5.0 mg。

②药物治疗：降压、解痉、镇静、利尿、促胎肺成熟。

【处方】

处方 1　降压药物

拉贝洛尔　50～150mg，口服，每日 3～4 次。静脉注射：初始剂量 20mg，10 分钟后如未有效降压则剂量加倍，最大单次剂量 80mg，直至血压被控制，每日最大总剂量 220mg。静脉滴注：50～100mg 加入 5％葡萄糖注射液 250～500ml，根据血压调整滴速，血压稳定后改口服。

或硝苯地平片　5～10mg，口服，每日 3～4 次，24 小时总量不超过 60 mg。紧急时舌下含服 10 mg，起效快，但不推荐常规使用。缓释片 20 mg 口服，每日 1～2 次。

或硝酸甘油　起始剂量每分钟 5～10μg，静脉滴注，每 5～10 分钟增加滴速至维持剂量每分钟 20～50μg。

或酚妥拉明　10～20mg 溶于 5％葡萄糖注射液 100～200 ml，以每分钟 10μg 的速度开始静脉滴注，应根据降压效果调整滴注剂量。

处方 2　解痉药物

硫酸镁为一线药物。

（1）控制子痫抽搐：静脉用药负荷剂量为 4～6g，溶于 10％葡萄糖注射液 20 ml 静脉推注（15～20 分钟），或 5％葡萄糖注射液 100ml 快速静脉滴注，继而每小时 1～2g 静脉滴注维持。或者夜间睡眠前停用静脉给药，改用肌内注射，用法为 25％硫酸镁 20ml＋2％利多卡因 2ml 臀部肌内注射。24 小时硫酸镁总量 25～30g。

(2)预防子痫发作:适用于重度子痫前期和子痫发作后,负荷剂量 2.5～5g,维持剂量与控制子痫抽搐相同。用药时间长短根据病情需要调整,一般每天静脉滴注 6～12 小时,24 小时总量不超过 25g;用药期间每天评估病情变化,决定是否继续用药;引产和产时可以持续使用硫酸镁,若剖宫产术中应用要注意产妇心脏功能;产后继续使用 24～48 小时。

(3)若为产后新发现高血压合并头痛或视物模糊,建议启用硫酸镁治疗。

(4)重度子痫前期预防子痫发作及重度子痫前期的期待治疗:为避免长期应用对胎儿(婴儿)钙水平和骨质的影响,建议及时评估病情,病情稳定者在使用 5～7 日后停用硫酸镁;在重度子痫前期期待治疗中,必要时间歇性应用。

处方 3 扩容疗法

子痫前期孕妇需要限制补液量以避免肺水肿,除非有严重的液体丢失(如呕吐、腹泻、分娩失血)使血液明显浓缩,血容量相对不足或高凝状态者,通常不推荐扩容治疗。扩容疗法可增加血管外液体量,导致一些严重并发症的发生,如心功能衰竭、肺水肿等。子痫前期孕妇出现少尿,如无肌酐水平升高,不建议常规补液,持续性少尿不推荐应用多巴胺或呋塞米。

处方 4 镇静药物

地西泮 2.5～5mg,口服,每日 2～3 次,或者睡前服用;必要时地西泮 10 mg 肌内注射或静脉注射(>2 分钟)。

或苯巴比妥 30 mg,口服(镇静时),每日 3 次。控制子痫时肌内注射 0.1g。

或冬眠合剂:冬眠合剂由氯丙嗪(50 mg)、哌替啶(100 mg)和异丙嗪(50 mg)3 种药物组成,通常以 1/3～1/2 量肌内注射,或以半量加入 5%葡萄糖注射液 250 ml 静脉滴注。由于氯丙嗪可使血压急剧下降,导致肾及胎盘血流量降低,而且对孕妇及胎儿肝脏有一定损害,也可抑制胎儿呼吸,故仅应用于硫酸镁控制抽搐效果不佳者。

处方 5　利尿药

子痫前期孕妇不主张常规应用利尿药,仅当孕妇出现全身性水肿、肺水肿、脑水肿、肾功能不全、急性心功能衰竭时,可酌情使用呋塞米等快速利尿药。甘露醇主要用于脑水肿,甘油果糖适用于肾功能有损害的孕妇。

处方 6　纠正低蛋白血症

严重低蛋白血症伴腹水、胸腔积液或心包积液者,应补充白蛋白或血浆,同时注意配合应用利尿药及严密监测病情变化。

处方 7　促胎肺成熟

孕周<34 周并预计在 1 周内分娩的子痫前期孕妇,均应接受糖皮质激素促胎肺成熟治疗。用法:地塞米松 5mg 或 6mg,肌内注射,每 12 小时 1 次,连续 4 次;或倍他米松 12mg,肌内注射,每日 1 次,连续 2 日。如果在较早期初次促胎肺成熟后又经过一段时间(2 周左右)保守治疗,但终止孕周仍<34 周时,可以考虑再次给予同样剂量的促胎肺成熟治疗。

【注意事项】

1. 血清镁离子有效治疗浓度为 1.8～3mmol/L,超过3.5mmol/L 即可出现中毒症状。使用硫酸镁的必备条件如下。

(1)膝腱反射存在。

(2)呼吸≥16 次/分钟。

(3)每小时尿量≥25ml(即每日≥600ml)。

(4)备有 10% 葡萄糖酸钙。镁离子中毒时停用硫酸镁并缓慢(5～10 分钟)静脉推注 10% 葡萄糖酸钙 10ml。如孕妇同时合并肾功能不全、心肌病、重症肌无力等,或体质量较轻者,则硫酸镁应慎用或减量使用。条件许可,用药期间可监测血清镁离子浓度。

2. 分娩时机和方式:子痫前期孕妇经积极治疗,而母胎状况无改善或者病情持续进展的情况下,终止妊娠是唯一有效的治疗措施。

终止妊娠时机如下。

（1）妊娠期高血压：病情未达重度的子痫前期孕妇可期待至孕 37 周以后。

（2）重度子痫前期孕妇：妊娠不足 26 周孕妇经治疗病情危重者建议终止妊娠。妊娠 26 周至不满 28 周患者根据母胎情况及当地母儿诊治能力决定是否可以行期待治疗。妊娠第 28－34 周，如病情不稳定，经积极治疗病情仍加重，应终止妊娠；如病情稳定，可以考虑期待治疗，并建议转至具备早产儿救治能力的医疗机构。大于孕 34 周孕妇，可考虑终止妊娠。

（3）子痫：控制病情后即可考虑终止妊娠。妊娠期高血压疾病孕妇，如无产科剖宫产指征，原则上考虑阴道试产。但如果不能短时间内阴道分娩，病情有可能加重，可考虑放宽剖宫产的指征。

3. 分娩期间的注意事项

（1）密切观察自觉症状。

（2）监测血压并继续降压治疗，应将血压控制在＜160/110mmHg。

（3）监测胎心率变化。

（4）积极预防产后出血。

（5）产时、产后不可应用任何麦角新碱类药物。

4. 子痫的处理：子痫发作时的紧急处理包括一般急诊处理、控制抽搐、控制血压、预防再发抽搐及适时终止妊娠等。子痫诊治过程中，要注意与其他抽搐性疾病（如癔症、癫痫、颅脑病变等）进行鉴别。同时，应监测心、肝、肾、中枢神经系统等重要器官的功能、凝血功能和水电解质及酸碱平衡。

5. 产后处理：重度子痫前期孕妇产后应继续使用硫酸镁至少24～48 小时，预防产后子痫；注意产后迟发型子痫前期及子痫（发生在产后 48 小时后的子痫前期及子痫）的发生。子痫前期孕妇产后 3～6 日是产褥期血压高峰期，高血压、蛋白尿等症状仍可能反复出现甚至加重，此期间仍应每天监测血压。如产后血压升高

≥150/100 mmHg,应继续给予降压治疗。哺乳期可继续应用产前使用的降压药物,禁用 ACEI 和 ARB 类(卡托普利、依那普利除外)降压药。产后血压持续升高要注意评估和排查孕妇其他系统疾病的存在。注意监测及记录产后出血量。孕妇重要器官功能稳定后方可出院。

附 1 HELLP 综合征

HELLP 综合征以溶血、肝酶水平升高及低血小板计数为特点,可以是妊娠期高血压疾病的严重并发症,也可以发生在无血压升高或血压升高不明显、或者没有蛋白尿的情况下,可以发生在子痫前期临床症状出现之前。多数发生在产前。典型症状为全身不适、右上腹疼痛、体质量骤增、脉压增大。少数孕妇可有恶心、呕吐等消化系统表现,但高血压、蛋白尿表现不典型。确诊主要依靠实验室检查。

【诊断要点】

1. 血管内溶血　外周血涂片见破碎红细胞、球形红细胞;胆红素≥20.5μmol/L(即 1.2 mg/dl);血红蛋白轻度下降;LDH 水平升高。

2. 肝酶水平升高　丙氨酸氨基转移酶(ALT)≥40 U/L 或天冬氨酸氨基转移酶(AST)≥70 U/L。

3. 血小板计数减少　血小板计数<$100×10^9$/L。

【治疗要点】

HELLP 综合征必须住院治疗。在按照重度子痫前期对重要器官监测和保护及治疗的基础上,其他治疗措施包括:

1. 有指征地输注血小板和使用肾上腺皮质激素　血小板计数:

(1)>$50×10^9$/L 且不存在过度失血或血小板功能异常时,不建议预防性输注血小板或剖宫产术前输注血小板。

(2)<$50×10^9$/L 可考虑肾上腺皮质激素治疗。

(3)<$50×10^9$/L 且血小板计数迅速下降或者存在凝血功能

障碍时应考虑备血,包括血小板。

(4)$<20\times10^9/L$ 时阴道分娩前强烈建议输注血小板,剖宫产前建议输注血小板。

2．孕妇状况整体评估,适时终止妊娠

(1)时机:绝大多数 HELLP 综合征孕妇应在积极治疗后终止妊娠。只有当胎儿不成熟且母胎病情稳定的情况下方可在三级医疗机构进行期待治疗。

(2)分娩方式:HELLP 综合征孕妇可酌情放宽剖宫产指征。

(3)麻醉:血小板计数$>75\times10^9/L$,如无凝血功能障碍和进行性血小板计数下降,可选区域麻醉。

3．其他治疗　在 HELLP 综合征治疗中必要时需进行血浆置换或血液透析,关键是注意全面的母体状况整体评估和病因鉴别,给予合理的对症治疗和多学科管理,存在严重并发症时注意强化危重症管理。

第十三节　妊娠期肝内胆汁淤积症

妊娠期肝内胆汁淤积症(ICP)是一种重要的妊娠期并发症,主要导致围产儿死亡率增加。其发病有明显的地域和种族差异。高危因素如下。

(1)有慢性肝胆基础疾病,如丙型肝炎、非乙醇性肝硬化、胆结石或胆囊炎、非乙醇性胰腺炎,有口服避孕药诱导的肝内胆汁淤积症病史者。

(2)有 ICP 家族史者。

(3)前次妊娠有 ICP 病史,再次妊娠其 ICP 复发率在 $40\%\sim70\%$。

(4)双胎妊娠孕妇 ICP 发病率较单胎妊娠显著升高,而 ICP 发病与多胎妊娠的关系仍需进一步研究并积累资料。

(5)人工授精妊娠的孕妇,ICP 发病危险度相对增加。

【诊断要点】

1. **出现其他原因无法解释的皮肤瘙痒**　瘙痒涉及手掌和脚掌具有 ICP 提示性。尤其需鉴别 ICP 皮肤瘙痒严重导致的皮肤抓痕与其他妊娠期皮肤疾病。瘙痒为主要的首发症状,初起为手掌、脚掌或脐周瘙痒,可逐渐加剧而延及四肢、躯干、颜面部;瘙痒程度各有不同,夜间加重,严重者甚至引起失眠。瘙痒大多在分娩后 24～48 小时缓解,少数在 48 小时以上。

2. **黄疸**　出现瘙痒后 2～4 周内部分患者可出现黄疸,黄疸发生率较低,多数仅出现轻度黄疸,于分娩后 1～2 周内消退。

3. **皮肤抓痕**　ICP 不存在原发皮损,但因瘙痒抓挠皮肤可出现条状抓痕,皮肤组织活检无异常发现。

4. **其他表现**　少数孕妇可有恶心、呕吐、食欲不振、腹痛、腹泻、轻微脂肪痢等非特异性症状,极少数孕妇出现体质量下降及维生素 K 相关凝血因子缺乏,而后者可能增加产后出血的风险。

5. **空腹血总胆汁酸水平升高**

(1)轻度:血清总胆汁酸≥10～40 μmol/L;临床症状以皮肤瘙痒为主,无明显其他症状。

(2)重度:血清总胆汁酸≥40 μmol/L;症状瘙痒严重。

(3)伴有其他情况:如多胎妊娠、妊娠期高血压疾病、复发性 ICP、曾因 ICP 致围产儿死亡者。早发型 ICP:国际上尚无基于发病时间的 ICP 分度,但早期发病者其围产儿结局更差,也应该归入重度 ICP 中。

6. **胆汁酸水平正常者**　即使胆汁酸水平正常,但有其他原因无法解释的肝功能异常,主要是血清 ALT 和 AST 水平轻、中度升高,可诊为 ICP,谷氨酰转肽酶(GGT)水平也可升高,可伴血清胆红素水平升高,以直接胆红素为主。

【治疗要点】

1. 一般处理

(1)低脂、易于消化饮食。

（2）适当休息，左侧卧位为主，以增加胎盘血流量，计数胎动。

（3）重视其他不良产科因素的治疗，如妊娠期高血压疾病、妊娠期糖尿病的治疗。

2. 药物治疗　缓解瘙痒症状，降低血胆汁酸水平，改善肝功能；延长孕周，改善妊娠结局。

【处方】

处方1　熊去氧胆酸（UDCA），建议按照 15mg/（kg·d）的剂量分 3～4 次口服，常规剂量疗效不佳，而又未出现明显副反应时，可加大剂量为每日 1.5～2.0g。

处方2　S腺苷蛋氨酸（SAMe）1g，静脉滴注，每日 1 次，12～14 日；或 500mg，口服，每日 2 次。

处方3　降胆酸药物的联合治疗：UDCA 250mg，口服，每日 3 次，联合 SAMe 500mg，静脉滴注，每日 2 次。建议对于重度、进展性、难治性 ICP 患者可考虑两者联合治疗。

【注意事项】

ICP 孕妇终止妊娠的时机：轻度 ICP，妊娠 38～39 周终止妊娠；重度 ICP，妊娠 34～37 周终止妊娠，根据治疗反应、有无胎儿窘迫、双胎或合并其他母体并发症等因素综合考虑。

1. 阴道分娩指征　轻度 ICP；无其他产科剖宫产指征者；孕周＜40 周。

2. 引产和产程中的管理

（1）引产：在引产过程中应注意避免宫缩过强加重胎儿缺氧。

（2）产程管理：产程初期常规行 OCT 或宫缩应激试验（CST）检查，产程中密切监测孕妇宫缩、胎心节律变化，避免产程过长，做好新生儿窒息复苏准备，若存在胎儿窘迫状态，放宽剖宫产指征。

3. 重度 ICP 经治疗有效者　重度 ICP 孕妇的羊水粪染率上升、胎儿耐受程度下降，其治疗有效主要是延长孕周及患者生化指标的改善，似乎没有有效手段能预测临产后胎儿能否耐受阴道分娩。

4. 剖宫产指征

(1)重度 ICP。

(2)既往有 ICP 病史并存在与之相关的死胎、死产、新生儿窒息或死亡史。

(3)胎盘功能严重下降或高度怀疑胎儿窘迫。

(4)合并双胎或多胎、重度子痫前期等。

(5)存在其他阴道分娩禁忌者。

第十四节　母儿血型不合

一、ABO 血型不合

ABO 血型不合是我国新生儿溶血病的主要原因,占 96%,也是高胆红素血症的常见原因,大多数是由于母血是 O 型,父血是 A 型、B 型、AB 型,子代为 A 型或 B 型。血型为 O 型的母亲,因胎儿的 A 型或 B 型抗原致敏而产生 IgG 抗 A 或抗 B 免疫抗体。

【诊断要点】

1. 曾有不明原因的死胎、死产或新生儿出生后 24～30 日出现黄疸、溶血病史的孕妇,有可能是母婴血型不合。

2. 母亲血型为 O 型,父血是 A 型、B 型、AB 型。

3. 新生儿水肿、黄疸、贫血和肝脾大,甚至发生核黄疸。

【治疗要点】

1. ABO 抗体效价(≥1∶64)者,不建议药物治疗,不需要动态监测 ABO 效价的变化,只需进行常规产科超声监测。

2. 对 ABO 血型不合抗体效价较高的孕妇,应根据胎儿宫内情况决定终止妊娠时间,未发现宫内贫血的胎儿,产科处理原则不变。

【处方】

妊娠期无具体处方。新生儿治疗包括光疗、血浆置换、胎儿输血等。

【注意事项】

1. 应对所有的孕妇尽早行血型检查,但不建议进行孕妇常规ABO血型抗体筛查与治疗。除非妊娠期发现明确的胎儿宫内溶血的证据,如超声提示胎盘增厚、胎儿水肿、胎儿胸腔积液、腹水及大脑中动脉血流速度异常等。

2. 孕妇为O型,其配偶为O型以外的血型者,建议在妊娠晚期检查ABO抗体效价,根据结果,充分告知孕妇,疑诊ABO血型不合在分娩时应取脐带血检查ABO抗体效价。

3. 受累胎儿病情不仅由抗体效价决定,还与其他一些因素相关,如:IgG抗体数量、亚型及其通过胎盘的能力,抗体与抗原部位的亲和力、胎儿性别等。

二、Rh 血型不合

Rh血型不合主要发生在母亲为Rh阴性、胎儿Rh阳性(即抗D抗原阳性)时,是由抗E(母为ee)、抗C(母为cc)或抗e、抗c等引起,其中以抗E较多见。

【诊断要点】

1. 母为Rh阴性,父血型为Rh阳性。

2. 直接Coomb实验阳性。

3. Rh免疫抗体测定,胶体介质、木瓜酶、Coomb间接实验阳性,其中一项阳性即可诊断。

4. 很少发生在第一胎。

5. 临床症状、超声同ABO溶血。

【治疗要点】

1. 以致敏Rh阴性(已产生Rh抗体)

(1)血浆置换。可降低80%的抗体浓度,但只是暂时性下降。

仅用于曾在妊娠 20－22 周发生过胎儿水肿的孕妇,或配偶为致病抗原的纯合子。

(2)免疫球蛋白。母体静脉输注免疫球蛋白 400～500mg/kg,每 4 周 1 次,可降低胎儿溶血发生的严重程度。

(3)胎儿输血。无胎儿水肿,有证据证明胎儿显著贫血者。

2. 未致敏 Rh 阴性(未产生 Rh 抗体)

(1)胎儿血型不详,或已知为 Rh 阳性,妊娠 28 周时注射抗 D 免疫球蛋白 300μg。或每次 100～200μg 分别在 28、34 周注射。

(2)在分娩 Rh 阳性新生儿后 72 小时内肌内注射或静脉滴注抗 D 免疫球蛋白 300μg。

(3)产时预防胎母输血。

(4)终止妊娠。越接近孕产期,抗体产生越高,对胎儿危害越大,以不超过孕产期为宜。提前住院,无剖宫产指征者可自然分娩,重度患者可保守治疗维持妊娠达 32－33 周后行剖宫产。终止妊娠前 1 周口服醋酸泼尼松片或苯巴比妥片。

【处方】

处方 1　抗 D 免疫球蛋白 300μg,肌内注射或静脉注射,分娩后 72 小时内。12 周以内的引流产,注射 120μg,12 周以后的引流产需注射 300μg。

处方 2　泼尼松 5mg,口服,每日 2 次。

处方 3　苯巴比妥 30mg,口服,每日 2 次。

【注意事项】

1. 脐带保留 7～10cm,以备换血用,注意观察新生儿情况。

2. 重视致敏 Rh 阴性孕妇血型抗体的监测,及胎儿贫血、水肿监测。重视未致敏 Rh 阴性孕妇的预防,防止致敏。

第十五节　多胎妊娠

一次妊娠宫腔内同时有两个或两个以上胎儿时称为多胎妊

娠,以双胎妊娠多见。随着辅助生殖技术的发展及高龄孕妇的增多,双胎妊娠的发生率逐年上升。双胎妊娠已成为导致流产、早产、出生缺陷及围产儿患病率和死亡率增加的重要原因。

【诊断要点】

1. 双胎妊娠绒毛性的诊断

(1)妊娠早、中期(妊娠6—14周)超声检查发现为双胎妊娠时,应该进行绒毛膜性的判断,保存相关的超声图像。

(2)在妊娠6—9周,可通过孕囊数目判断绒毛膜性。

(3)妊娠10—14周,可以通过双胎间的羊膜与胎盘交界的形态判断绒毛膜性。单绒毛膜双胎羊膜分隔与胎盘呈"T"征,而双绒毛膜双胎胎膜融合处夹有胎盘组织,所以胎盘融合处表现为"双胎峰"(或"入"征)。

(4)妊娠中期"双胎峰"或"T"征不容易判断,只能通过分离的胎盘个数或胎儿性别判断绒毛膜性。如为2个胎盘或性别不同,则为双绒毛膜双胎;如2个胎儿共用一个胎盘,性别相同,缺乏妊娠早期超声检查资料,绒毛膜性判定会很困难。以往通过羊膜分隔的厚度判断绒毛膜性,但准确性不佳。如绒毛膜性诊断不清,建议按单绒毛膜双胎处理。

2. 复杂性双胎 包括双绒毛膜性双胎并发症,如双胎生长不一致、一胎结构异常、一胎胎死宫内;单绒毛膜性双胎特殊并发症,如双胎输血综合征(TTTS)、选择性胎儿宫内生长受限(sI-UGR)、双胎反向动脉灌注序列(TRAPS)、双胎贫血-多血序列征(TAPS)等。

【治疗要点】

无合并症的单绒毛膜双羊膜囊双胎及双绒毛膜双羊膜囊双胎可以选择阴道试产。单绒毛膜单羊膜囊双胎建议行剖宫产终止妊娠。

1. 建议对于无并发症及合并症的双绒毛膜双胎可期待至孕38周时再考虑分娩。无并发症及合并症的单绒毛膜双羊膜囊双胎可以在严密监测至妊娠 37 周分娩。建议单绒毛膜单羊膜囊双胎的分娩孕周为 32～34 周,也可根据母胎情况适当延迟分娩孕周。复杂性双胎(如 TTTS、slUGR 及双胎贫血-多血序列征等)需要结合每个孕妇及胎儿的具体情况制定个体化的分娩方式。

2. 双绒毛膜双胎、第一胎儿为头先露的孕妇,在充分知情同意的基础上可以考虑阴道分娩。

3. 复杂性双胎的诊治

(1)双绒毛膜性双胎生长不一致:目前我国采用双胎估测两胎儿体质量相差≥25%为诊断标准。双绒毛膜性双胎生长不一致对围产儿的预后无明显不良影响。如发现双绒毛膜性双胎生长不一致,孕晚期应加强监护,综合考虑胎儿估测体质量、孕周、母体情况等因素,选择适宜的分娩时机。

(2)双绒毛膜性双胎中一胎胎死宫内:双绒毛膜性双胎由于胎盘之间无吻合血管,其中一胎死亡一般不会对另一胎造成影响。存活胎儿同时死亡的风险为 4%,发生神经系统后遗症的风险为 1%,最主要的风险为早产。如果存活胎儿不存在高危因素或孕周远离足月,通常选择期待观察,结局良好。

(3)双绒毛膜性双胎中一胎异常:对于双绒毛膜性双胎中一胎异常(包括结构异常和染色体异常),应综合考虑胎儿异常的严重程度、对母体和健康胎儿的影响、减胎手术的风险,结合患者意愿、伦理及社会因素,制订个体化的治疗方案。对于严重的胎儿异常,可行减胎术。建议对于孕中期发现的双绒毛膜性双胎中一胎严重的非致死性胎儿异常(如 21-三体综合征),为提高健康胎儿的活率,可观察至孕晚期再行减胎术,但孕 28 周后进入围产期,能否进行减胎存在医学伦理学的问题,需经相关的伦理委员会讨论决定。

(4)TTTS:单绒毛膜性双胎超声检查中,一胎儿出现羊水过多(孕 20 周前羊水最大深度>8 cm,孕 20 周后羊水最大深度>10 cm),同时另一胎儿出现羊水过少(羊水最大深度<2 cm)(表 2-1)。

表 2-1　TTTS 的 Quintero 分期

Ⅰ期	受血儿羊水过多(孕 20 周前羊水最大深度>8cm,孕 20 周后羊水最大深度>10cm),同时供血儿羊水最大深度<2cm
Ⅱ期	超声检查观察 60 分钟,供血儿的膀胱仍不显示
Ⅲ期	任一胎儿出现多普勒血流异常,如脐动脉舒张期血流缺失或倒置,静脉导管血流,大脑中动脉血流异常或脐静脉出现搏动
Ⅳ期	任一胎儿出现水肿
Ⅴ期	一胎儿或两胎儿发生宫内死亡

治疗:对于 Quintero 分期Ⅱ期及Ⅱ期以上的妊娠 16—26 周的 TTTS,应首选胎儿镜激光术治疗。对于 TTTS 的治疗,最早的方法是羊水减量术,旨在通过降低羊膜腔压力而延长孕周,术后至少一胎存活率为 50%～60%。与羊水减量术相比,胎儿镜激光凝固胎盘间吻合血管术能明显改善 TTTS 患儿的预后。目前,胎儿镜激光术治疗 TTTS 的指征为 QuinteroⅡ～Ⅳ期。对于 TTTS Ⅰ期的患儿,是采用期待治疗、羊水减量术治疗还是胎儿镜激光术治疗,目前尚存争议。TTTS Ⅰ期患儿的预后在一定程度上取决于疾病是否进展,胎儿镜激光术治疗 TTTS 的最佳孕周为妊娠 16—26 周。

(5)sIUGR:单绒毛膜性双胎出现两胎儿的体质量差异,应怀疑 sIUGR。目前使用较为广泛的定义是:单绒毛膜性双胎中,任一胎儿超声检查估测体质量小于相应孕周的第 10 百分位,即考虑为 sIUGR。

分型:sIUGR 的分型主要依据彩超对小胎儿脐动脉舒张期血流频谱的评估,共分为 3 型。Ⅰ型:小胎儿脐动脉舒张末期血流频谱正常。Ⅱ型:小胎儿脐动脉舒张末期血流持续性的缺失或倒置。Ⅲ型:小胎儿脐动脉舒张末期血流间歇性的缺失或倒置。

治疗:Ⅰ型 sIUGR 多具有较好的妊娠结局,可在严密监护下期待治疗,脐血流没有恶化者可期待妊娠至 35 周。对于Ⅱ型 sI-

UGR,应该充分告知孕妇及家属其胎儿的预后,在充分咨询的基础上根据病情的严重程度、家属的意愿及医院是否具备宫内干预的条件,制订个体化的治疗方案。治疗的选择包括期待治疗及宫内治疗。对 sIUGR 而言,宫内治疗指征的确立较为困难。作出决定时应考虑下面 3 个因素:①胎儿宫内死亡或脑损伤的风险;②家属的意愿;③医疗技术水平。目前,常用的宫内治疗方案为选择性减胎术。终止妊娠的孕周一般不超过 32 周,在特殊情况下可严密监护,适当延长孕周,但需充分告知期待过程中的风险。大多数Ⅲ型 sIUGR 胎儿的健康情况在妊娠 32—34 周之前仍然保持稳定,但存在胎儿突然死亡的风险和存活胎儿脑损伤的风险。当家属要求期待治疗时,随访频率与Ⅱ型 sIUGR 一致。建议不超过妊娠 34 周分娩。

(6)单绒毛膜性双胎中一胎死亡:引起单绒毛膜性双胎一胎宫内死亡最主要的原因是胎儿染色体异常、结构发育异常、TTTS、TAPS、严重的 sIUGR 及单羊膜囊双胎脐带缠绕等。单绒毛膜性双胎发生一胎死亡后,由于胎盘之间血管吻合导致存活胎儿的血液倒灌至死胎,从而引起急性的或长期的低血压、低灌注水平,可致另一胎儿死亡,也可能引起存活胎儿各脏器的缺血性损伤,尤其是神经系统的损伤。

发现单绒毛膜性双胎之一胎宫内死亡后,是否需要立即分娩另一存活胎儿尚存在争议,至今没有证据较强的指导性结论。有观点认为,立即分娩并不能改善存活胎儿的预后,其理由是神经系统损伤的发生是在一胎死亡时,另一胎发生一瞬间的宫内“急性输血”造成的,立即分娩并不能改善已经发生的存活胎儿的神经系统损伤,反而可能增加早产的发病率,除非发现严重的胎心监护异常或孕晚期存活胎儿严重的贫血。对于存活胎儿,可以通过超声检测胎儿大脑中动脉的最大收缩期流速峰值(PSV)判断胎儿是否存在严重贫血。如果存在严重贫血,可以通过对贫血胎儿进行宫内输血治疗以纠正贫血,延长孕周,降低存活胎儿发生神经系统损伤的风险,但也存在争议。发生胎死宫内后3~4周对存活胎儿进行头颅MRI扫描,可能比超声检查更早地发现一些严重的胎儿颅脑损伤。如果影像学检查发现存活胎儿的神经系统出现病变,需和家属详细讨论胎儿的预后。

(7)单绒毛膜性双胎中一胎畸形:单绒毛膜性双胎中一胎畸形的处理,应综合考虑胎儿异常的严重程度、是否合并染色体异常、对孕妇和健康胎儿的影响、减胎手术的风险、患者意愿、伦理及社会因素,制订个体化的治疗方案。如决定减胎,方法与sI-UGR的减胎术相同。

(8)TRAPS:TRAPS又称无心畸胎序列征,是单绒毛膜性双胎的独特并发症。正常胎儿被称为泵血儿,无心胎的循环需要依赖于正常胎儿,超声检查未见异常胎儿的心脏显示,但胎体内可见血液流动,异常胎儿的脐带为单脐动脉,即入胎动脉血流,其血流频谱所显示的心率、心律与正常胎儿的心率、心律完全一致。部分TRAPS如不及时治疗,泵血儿可出现心功能衰竭、水肿、早产等,其围产儿病死率为$50\%\sim75\%$。泵血儿也有较高的结构异常的发生概率,其出现染色体异常的概率大约为9%,应对其进行仔细的结构筛查及染色体检查。TRAPS的治疗方式与单绒毛膜性双胎中一胎异常的方式相似,多采用血管凝固技术减胎(射频消融术或脐带凝固术)。是否需要减无心胎取决于无心胎与泵血儿的相对大小,以及是否出现泵血儿心脏功能受损的表现。关于对无心胎进行宫内干预的指征包括:①无心胎的腹围与供血儿相等甚至大于供血儿;②伴有羊水过多(羊水最大深度>8 cm);③泵血儿出现严重的超声血流异常,包括脐动脉舒张期血液缺失或倒置,脐静脉血流搏动或者静脉导管血流反向;④泵血儿水肿(胸腹水等腔隙积水);⑤易出现脐带缠绕的单羊膜囊。

(9)单绒毛膜单羊膜囊双胎妊娠:MCMA多为受精卵在受精8~13日羊膜囊已形成后分裂而成,故两个胎儿不仅共用一个胎盘,而且共用一个羊膜囊。有较高的围产儿发病率和病死率,约

71％的单羊膜囊双胎存在脐带缠绕,超过 50％的胎儿死亡与脐带因素有关。尽管最早妊娠 7 周可经阴道超声通过卵黄囊数目来判断单、双羊膜性,但对于 MCMA 目前认为最佳的诊断时机为妊娠 11—14 周。一旦诊断为 MCMA,应严密监护。建议妊娠 32—34 周剖宫产终止妊娠。即便如此,仍有 12％的围产儿死亡不可避免。

(10)TAPS:TAPS 定义为单绒毛膜双羊膜囊双胎的一种慢性的胎-胎输血,两胎儿出现严重的 Hb 差异但并不存在 TOPS。对 TAPS 的诊断主要通过大脑中动脉 PSV 的检测,同时需要排除 TTTS。TAPS 最新的产前诊断标准为受血儿大脑中动脉 PSV<1.0 中位数倍数(MoM),供血儿 PSV>1.5 MoM。产后的诊断标准为两胎儿 Hb 差异>80 g/L,并且符合以下任一条件:供血儿及受血儿的网织红细胞比值>1.7 或胎盘灌注发现仅有直径<1 mm 的血管吻合支。

关于 TAPS 的预后,目前文献报道较少。对 TAPS 的处理包括期待治疗、终止妊娠、胎儿宫内输血、选择性减胎或胎儿镜激光术。目前尚无证据支持何种方法更有效。

【处方】

无具体处方。

【注意事项】

1. 单绒膜双胎均为单卵双胎,而双绒毛膜双胎不一定是双卵双胎。单绒膜双胎可能会发生一系列并发症,如双胎输血综合征、双胎动脉反向灌注序列征及双胎选择性生长不一致等,且由于胎盘存在血管交通吻合支的特点,如果其中之一发生胎死宫内,对存活胎儿存在发生脑损伤的风险。因此,诊断绒毛膜性对双胎的评估及妊娠期管理至关重要。单绒毛膜双胎妊娠胎死宫内的风险是双绒毛膜双胎 3.6 倍,在妊娠 24 周前发生流产的风险是后者的 9.18 倍。

2. 双绒毛膜双胎、第一胎儿为头先露的孕妇应考虑阴道分娩。如第一胎儿为头先露,第二胎儿为非头位,第一胎儿阴道分娩后,第二胎儿需要阴道助产或剖宫产的风险较大。如第一胎儿为臀先露,当发生胎膜破裂时,易发生脐带脱垂;而如果第二胎儿为头先露,有发生两胎儿胎头绞锁的可能,可放宽剖宫产指征。

3. TTTS 诊断的必需条件是两个胎儿出现羊水过多-过少序列征,而并非两个胎儿体质量是否有差异。

4. 在单绒毛膜性双胎中,如果任一胎儿体质量小于第 10 百分位,95% 以上同时会伴有两胎儿体质量的不一致(相差 > 25%)。临床上经常会将 sIUGR 与 TTTS 混淆,特别是合并羊水分布不均的病例(其中 1 个胎儿出现羊水过多)。鉴别要点为 TTTS 必须同时符合一胎儿羊水过多和另一胎儿羊水过少这个诊断标准。

5. sIUGR 的预后与分型有关:Ⅰ型 sIUGR 临床预后最好,小胎儿虽有生长受限,但病情出现恶化(如脐血流缺失或倒置)的情况较少见;Ⅱ型 sIUGR 的小胎儿存在严重的胎盘灌注不良,多数胎儿会在妊娠 28—32 周间出现病情恶化;Ⅲ型 sIUGR 在多数情况下,小胎儿可期待到妊娠 32—34 周。

第3章

妊娠合并内科疾病

第一节　妊娠合并心脏病

妊娠合并心脏病的发病率为 0.5%～3.0%,是导致孕产妇死亡的前 3 位死因之一。妊娠合并心脏病包括既往有心脏病史的妇女合并妊娠,常见为先天性心脏病、瓣膜性心脏病和心肌病等结构异常性心脏病,以及非结构异常性心律失常等;也可以是妇女妊娠期间新发的心脏病,如妊娠期高血压疾病性心脏病和围产期心肌病等。

【诊断要点】

1. 妊娠期前有心悸、气短、心力衰竭史,或有风湿热史,体检、X 线、心电图检查曾被诊断有器质性心脏病。

2. 有劳力性呼吸困难,经常性夜间端坐呼吸,咳血,经常性胸闷胸痛等临床症状。

3. 有发绀、杵状指、持续性颈静脉怒张。心脏听诊有舒张期 2 级以上或粗糙的全收缩期 3 级以上杂音。有心包摩擦音、舒张期奔马律和交替脉等。

4. 心电图有严重心律失常,如心房颤动、心房扑动、三度房室传导阻滞、ST 段及 T 波异常改变等。

5. X 线检查显示心脏显著扩大,尤其个别心腔扩大。B 型超声心动图显示心肌肥厚、瓣膜运动异常、心内结构畸形。

【治疗要点】

心脏病孕、产妇的主要死亡原因是心力衰竭。对于有心脏病的育龄妇女，要求做到孕前咨询，以明确心脏病的类型、程度、心功能状态，并确定能否妊娠。

可以妊娠的心脏病患者的处理：

1. 孕前准备和指导

（1）告知风险：尽管有些患者妊娠风险分属Ⅰ～Ⅲ级范围，但仍然存在妊娠风险，可能在妊娠期和分娩期加重心脏病或者出现严重的心脏并发症，甚至危及生命。因此，建议要充分告知妊娠风险并于妊娠期进行动态妊娠风险评估。

（2）建议孕前心脏治疗：应建议在孕前行心脏手术治疗，尽可能纠正心脏的结构及功能异常。术后再次由心脏科、产科医师共同行妊娠风险评估，保证患者在充分了解病情及妊娠风险的情况下再妊娠。

（3）补充叶酸或者含叶酸的复合维生素；纠正贫血。

（4）遗传咨询：先天性心脏病或心肌病妇女，有条件时应提供遗传咨询。

2. 孕期母亲保健

（1）产前检查频率：妊娠风险分级Ⅰ～Ⅱ级且心功能Ⅰ级的患者，产前检查频率同正常妊娠，妊娠风险分级增加者，缩短产前检查时间间隔，增加产前检查次数。

（2）产前检查内容：除常规的产科项目外，还应注重心功能的评估，询问自觉症状，加强心率（律）和心肺的听诊。酌情定期复查血红蛋白、心肌酶学、CTnI、BNP（或 pro-BNP），心电图（或动态心电图）、心脏超声、血气分析、电解质等，复查频率根据疾病性质而定。还应做到联合管理（产科医师、心脏内科或心脏外科医师共同评估心脏病的严重程度及心功能），及时转诊。

3. 终止妊娠时机　心脏病妊娠风险分级为Ⅰ～Ⅱ级且心功能Ⅰ级者可以妊娠至足月，如出现严重心脏并发症或心功能下降则提前终止妊娠。心脏病妊娠风险分级为Ⅲ级且心功能Ⅰ级者可以妊娠至 34－35 周终止妊娠,如有良好的监护条件,可妊娠至 37 周再终止妊娠。心脏病妊娠风险分级为Ⅳ级但仍然选择继续妊娠者,即使心功能Ⅰ级,也建议在妊娠 32－34 周终止妊娠。部分患者经过临床多学科评估可能需要在妊娠 32 周前终止妊娠,如果有很好的综合监测实力,可以适当延长孕周。心脏病妊娠风险分级为Ⅴ级者属妊娠禁忌证,一旦诊断需要尽快终止妊娠,如患者及家属在充分了解风险后拒绝终止妊娠,需转诊至综合诊治和抢救实力非常强的医院进行保健,综合母儿情况适时终止妊娠。

4. 胎儿监测

(1)胎儿心脏病的筛查:先天性心脏病患者的后代发生先天性心脏病的风险为 5%～8%,发现胎儿严重复杂心脏病畸形可以尽早终止妊娠。

(2)胎儿并发症的监测:胎儿生长发育及并发症的发生与母体心脏病的种类、缺氧严重程度、心功能状态、妊娠期抗凝治疗、是否出现严重心脏并发症等密切相关。常见的胎儿并发症有流产、早产、胎儿生长受限、低出生体重质量、胎儿颅内出血、新生儿窒息和新生儿死亡等。

不宜继续妊娠的心脏病患者的处理:

1. 孕早期的管理 心脏病妊娠风险分级为Ⅳ～Ⅴ级者属妊娠高风险,孕早期建议行人工流产终止妊娠,实施麻醉阵痛高危流产更好。结构异常性心脏病者需抗生素预防感染。

2. 孕中期的管理 心脏病妊娠风险分级为Ⅳ级者,应充分告知病情,根据医疗条件、患者及家属意愿等综合考虑是否终止妊娠;心脏病妊娠风险分级为Ⅴ级者,或者心脏病加重,出现严重心脏并发症和心功能下降者应及时终止妊娠。终止妊娠方法根据心脏病严重程度及心功能而定。

【处方】

处方1 地高辛 0.25mg,口服,每日 2 次,2～3 日后可根据临床效果改为每日 1 次,不主张用饱和量,以备随孕周增加、心力衰竭加重时抢救用药,病情好转及停药。

处方 2　去乙酰毛花苷注射液 0.4mg 加于 25％葡萄糖注射液 20ml 内缓慢静脉推注。

【注意事项】

1. 妊娠期防治心力衰竭

(1)休息:保证充分休息,每日至少 10 小时睡眠。避免过劳及情绪激动。

(2)饮食:要限制过度加强营养而导致体重过度增长。以体重每月增长不超过 0.5 千克,整个妊娠期不超过 12 千克为宜。保证合理的高蛋白、高维生素和铁剂的补充,20 周以后预防性应用铁剂防止贫血。适当限制食盐量,一般每日食盐不超过 4～5 克。

(3)预防和治疗引起心力衰竭的诱因:预防上呼吸道感染,纠正贫血,治疗心律失常,防治妊娠期高血压疾病和其他合并症与并发症。

(4)动态观察心脏功能:定期进行 B 型超声心动图检查,测定心脏射血分数、每分心排出量、心脏排血指数及室壁运动状态,判断随妊娠进展的心功能变化。

2. 心力衰竭的治疗　不主张预防性应用洋地黄。早期心力衰竭者,可给予作用和排泄较快的制剂,以防止药物在体内蓄积,在产褥期随着组织内水分一同进入循环引起毒性反应。妊娠晚期发生心力衰竭原则是待心力衰竭控制后再行产科处理,应放宽剖宫产指征。若为严重心力衰竭,经内科各种治疗措施均未能奏效,继续发展必将导致母、儿死亡时,也可一边控制心力衰竭一边紧急剖宫产,取出胎儿,减轻心脏负担,以挽救孕妇生命。

3. 经阴道分娩及分娩期处理

(1)第一产程:安慰和鼓励产妇,消除紧张情绪。适当应用地西泮、哌替啶等镇静药。一旦发生心力衰竭,应取半卧位,高浓度面罩吸氧,并给予乙酰毛花苷 0.4mg 加于 25% 葡萄糖注射液 20ml 内缓慢静脉推注,必要时重复给药一次。产程开始即应给予抗生素预防感染。

(2)第二产程:要避免用力屏气加压,应行会阴侧切、胎头吸引术或产钳助产术,尽可能缩短第二产程。

(3)第三产程:胎儿娩出后,产妇腹部放沙袋,以防腹压骤降而诱发心力衰竭。为防止产后出血过度加重心肌缺血,加重心力衰竭,可静脉注射或肌内注射缩宫素 10~20U,禁用麦角新碱,以防静脉压增高。产后出血过多时,应及时输血输液,注意输液速度不可过快。

4. 剖宫产 可选择连续硬膜外麻醉,麻醉剂中不应加用肾上腺素,麻醉平面不易过高。术中、术后应严格限制输液量。不宜再妊娠者,可同时行输卵管结扎术。

第二节 妊娠合并贫血

一、缺铁性贫血

缺铁性贫血是妊娠期最常见的贫血,占妊娠期贫血 95%。由于胎儿生长发育及妊娠期血容量增加,对铁的需要量增加,尤其在妊娠中晚期,孕妇对铁摄取不足或吸收不良,均可引起贫血。

【诊断要点】

轻者无明显症状,或只有皮肤、口唇黏膜和睑结膜苍白;重者可有乏力、头晕、心悸、气短、食欲缺乏、腹胀、腹泻、皮肤黏膜苍白、皮肤毛发干燥、指甲脆薄及口腔炎、舌炎等。

【治疗要点】

1. 一般治疗原则

(1)补充铁剂和去除导致缺铁性贫血的原因。

(2)输血。

2. 用药目的与原则 补充铁剂,纠正贫血。

【处方】

处方 1 硫酸亚铁 0.3g 或琥珀酸亚铁 0.1g,口服,每日 3 次,同时服用维生素 C 0.1～0.3g 促进铁的吸收。

处方 2 10%枸橼酸铁铵 10～20ml,口服,每日 3 次。

处方 3 多糖铁复合物 150mg,口服,每日 1～2 次。

处方 4 对于妊娠后期重度缺铁性贫血或因严重胃肠道反应不能口服铁剂者,可用右旋糖酐铁或山梨醇铁,第一日 50mg,第二日增至 100mg,深部肌内注射,每日 1 次。

处方 5 蔗糖铁 200mg,静脉滴注,隔日 1 次。

【注意事项】

1. 对胃肠道紊乱和消化不良患者给予对症处理。

2. 在产前检查时,孕妇必须定期检测血常规,尤其在妊娠晚期应重复检查。

二、巨幼细胞贫血

巨幼细胞贫血是由叶酸或维生素 B_{12} 缺乏引起 DNA 合成障碍所致的贫血。外周血呈大细胞正血红蛋白性贫血。其发病率国外报道为 0.5%～2.6%,国内报道为 0.7%。

【诊断要点】

1. 贫血 表现为乏力、头晕、心悸、气短、皮肤黏膜苍白等。

2. 消化道症状 食欲缺乏、恶心、呕吐、腹泻、腹胀、厌食、舌炎、舌乳头萎缩等。

3. 周围神经炎症状 手足麻木、针刺、冰冷等感觉异常及行走困难等。

4. 其他 低热、水肿、脾大、表情淡漠者也较常见。

【治疗要点】

1. 一般治疗原则 支持疗法:加强孕期营养,改变不良饮食习惯;必要时输血。

2. 用药目的与原则　纠正贫血。

【处方】

处方 1　叶酸,每日 10～30mg,肌内注射,直至症状消失,贫血纠正。

处方 2　维生素 B_{12} 100～200μg,肌内注射,每日 1 次,2 周后改为每周 2 次,直至血红蛋白恢复正常。

【注意事项】

1. 治疗效果不显著时,检查发现缺铁,应同时补充铁剂。

2. 分娩时避免产程延长,预防产后出血,预防感染。

三、再生障碍性贫血

再生障碍性贫血,简称再障,是因骨髓造血干细胞数量减少和质的缺陷导致造血障碍,引起外周全血细胞(红细胞、白细胞、血小板)减少为主要表现的一组综合征。国内报道。妊娠合并再障占分娩总数 0.3‰～0.8‰。

【诊断要点】

主要表现为进行性贫血、皮肤及内脏出血及反复感染。

【治疗要点】

1. 一般治疗原则　支持疗法:注意休息,加强营养,间断吸氧,少量、间断、多次输新鲜血。

2. 用药目的与原则　刺激造血,预防感染。

【处方】

处方 1　泼尼松 10mg,口服,每日 3 次。

处方 2　羟甲烯龙 5mg,口服,每日 2 次。

处方 3　抗生素的使用

(1)头孢西丁 1～2g,6～8 小时 1 次,静脉滴注。

(2)克林霉素 900mg,8 小时 1 次,静脉滴注。

【注意事项】

1. 选用对胎儿无影响的广谱抗生素。

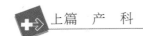

2. 阴道分娩时缩短第二产程,且防止过度用力,产后应用宫缩剂预防产后出血。

第三节 妊娠合并血小板减少

一、妊娠期血小板减少

妊娠期血小板减少症占妊娠合并血小板减少疾病的 60%~70%,围生期的发生率为 3.6%~8.3%。指孕前没有血小板减少、怀孕后首次发生,一般出现于孕中晚期。血小板计数一般在产后 1~6 周内自然恢复正常。

【诊断要点】

无明显临床症状与体征。

【治疗要点】

1. 一般治疗 动态观察孕妇的临床出血症状,血小板计数变化,加强胎儿监护。

2. 用药目的与原则 减少出血。

【处方】

处方 1 血小板 $>50\times10^9$/L 无需特殊处理。

处方 2 血小板 $20\sim50\times10^9$/L 注射用甲泼尼龙 40mg,静脉滴注,每日 1 次。

处方 3 血小板 $<20\times10^9$/L 或者有出血倾向,建议输注血小板。

二、妊娠合并特发性血小板减少性紫癜

妊娠合并特发性血小板减少性紫癜是一种常见的自身免疫性血小板减少性疾病。因免疫性血小板破坏过多致外周血血小板减少。

【诊断要点】

主要表现是皮肤黏膜出血和贫血。轻者仅有四肢及躯干皮肤的出血点、紫癜及瘀斑、鼻出血、牙龈出血,严重者可出现消化道、生殖道、视网膜及颅内出血。脾脏不大或轻度增大。

【治疗要点】

1. 一般治疗

(1)支持疗法:加强营养,必要时输注血小板。

(2)手术治疗:脾切除,指征为糖皮质激素和丙球治疗后血小板计数仍<10×10⁹/L,且存在出血倾向的难治性患者。

2. 用药目的与原则　减少血小板破坏。

【处方】

处方 1　轻微出血倾向,同妊娠前治疗。

处方 2　明显出血倾向,起始剂量为泼尼松每日 10～20mg,起效后逐渐减至维持量 5～10mg。

处方 3　妊娠期首次诊断者出现明显血小板减少及出血倾向,起始剂量为泼尼松 $0.5～1mg/(kg \cdot d)$,血小板计数维持 $(20～30)×10^9/L$ 以上且出血倾向改善后 2 周可逐渐减量。

处方 4　严重出血倾向,期待快速起效时,可考虑大剂量的丙球 $0.4g/(kg \cdot d)$(持续 3～5 日),或甲泼尼龙每日 1g(持续 3 日),同时可输注血小板。

处方 5　糖皮质激素和丙球可同时使用。

【注意事项】

1. 妊娠期应用糖皮质激素治疗者,产后应继续应用。

2. 产后应预防感染。

第四节　妊娠合并糖尿病

妊娠合并糖尿病有两种情况,一种为原有糖尿病的基础上合并妊娠,又称糖尿病合并妊娠(PGDM);另一种为妊娠前糖代谢正常,妊娠期才出现的糖尿病,称为妊娠期糖尿病(GDM)。

【诊断要点】

1. **糖尿病合并妊娠诊断** 符合以下 2 项中任意一项者,可确诊为糖尿病合并妊娠。

(1)妊娠前已确诊为糖尿病的患者。

(2)妊娠前未进行过血糖检查的孕妇,尤其存在糖尿病高危因素者,首次产前检查时需明确是否存在糖尿病,妊娠期血糖升高达到以下任何一项标准应诊断为 PGDM:①空腹血浆葡萄糖(FPG)≥7.0mmol/L(126mg/dl)。②75g 口服葡萄糖耐量试验(OGTT),服糖后 2 小时血糖≥11.1mmol/L(200mg/dl)。③伴有典型的高血糖症状或高血糖危象,同时随机血糖≥11.1mmol/L(200mg/dl)。④糖化血红蛋白(HbA1c)≥6.5%,但不推荐妊娠期常规用 HbA1c 进行糖尿病筛查。

2. **妊娠期糖尿病诊断**

(1)推荐医疗机构对所有尚未被诊断为 PGDM 或 GDM 的孕妇,在妊娠 24-28 周及 28 周后首次就诊时行 OGTT。

75g OGTT 的诊断标准:服糖前及服糖后 1、2 小时,3 项血糖值应分别低于 5.1mmol/L、10.0mmol/L、8.5mmol/L(92mg/dl、180mg/dl、153mg/dl)。任何一项血糖值达到或超过上述标准即诊断为 GDM。

(2)孕妇具有 GDM 高危因素或者医疗资源缺乏地区,建议妊娠 24-28 周首先检查 FPG。①FPG≥5.1mmol/L,可以直接诊断 GDM,不必行 OGTT。②FPG<4.4mmol/L(80mg/dl),发生 GDM 可能性极小,可以暂时不行 OGTT。③FPG≥4.4mmol/L 且<5.1mmol/L 时,应尽早行 OGTT。

【治疗要点】

一旦确诊 GDM,应立即对患者进行医学营养治疗和运动指导,并进行如何监测血糖的教育等。医学营养治疗和运动指导后,FPG 及餐后 2 小时血糖仍异常者,推荐及时应用胰岛素。

1. 医学营养治疗

(1)每天摄入总能量:虽然需要控制糖尿病孕妇摄入的总能量,但应避免能量限制过度,妊娠早期每日应保证不低于1500kcal(1kcal=4.184kJ),妊娠晚期每日不低于1800kcal(推荐饮食糖类食物摄入量占总能量的50%～60%为宜,每天糖类不低于150克;蛋白质摄入量占总能量的15%～20%为宜;脂肪摄入量占总能量的25%～30%为宜)。

(2)餐次的合理安排:①少量多餐、定时定量进餐对血糖控制非常重要。②早、中、晚三餐的能量应控制在每天摄入总能量的10%～15%、30%、30%,每次加餐的能量可以占5%～10%,有助于防止餐前过度饥饿。

2. 运动疗法

(1)运动治疗的作用:运动疗法可降低妊娠期基础胰岛素抵抗,是 GDM 的综合治疗措施之一,每餐 30 分钟后进行中等强度的运动对母儿无不良影响。

(2)运动治疗的方法:选择一种低至中等强度的有氧运动(又称耐力运动),主要指由机体大肌肉群参加的持续性运动。步行是常用的简单有氧运动。

(3)运动的时间:可自 10 分钟开始,逐步延长至 30 分钟,其中可穿插必要的间歇。建议餐后运动。

(4)运动的频率:适宜的频率为每周 3～4 次。

3. 胰岛素治疗

(1)胰岛素应用时机:糖尿病孕妇经饮食治疗 3～5 日后,测定 24 小时的末梢血糖(血糖轮廓试验),包括夜间血糖、三餐前 30 分钟及三餐后 2 小时血糖和尿酮体。如果空腹血糖或餐前血糖 ≥5.3mmol/L(95mg/dl),或餐后 2 小时血糖 ≥6.7mmol/L(120mg/dl),或调整饮食后出现饥饿性酮症,增加热能摄入后血糖又超过妊娠期标准者,应及时加用胰岛素治疗。

(2)胰岛素治疗方案

①最符合生理要求：基础胰岛素联合餐前超短效或短效胰岛素。

②基础胰岛素的替代作用可持续 12～24 小时,而餐前胰岛素起效快,持续时间短,有利于控制餐后血糖。应根据血糖监测结果,选择个体化的胰岛素治疗方案。

A. 基础胰岛素治疗：选择中效胰岛素睡前皮下注射,适用于空腹血糖高的孕妇;睡前注射中效胰岛素后空腹血糖已经达标但晚餐前血糖控制不佳者,可选择早餐前和睡前 2 次注射,或者睡前注射长效胰岛素。

B. 餐前超短效或短效胰岛素治疗：餐后血糖升高的孕妇,进餐时或餐前 30 分钟注射超短效或短效人胰岛素治疗。

C. 胰岛素联合治疗：中效胰岛素和超短效或短效胰岛素联合,是目前应用最普遍的一种方法。

4. 妊娠合并糖尿病酮症酸中毒的治疗 治疗原则：给予胰岛素降低血糖、纠正代谢和电解质紊乱、改善循环、去除诱因。治疗具体步骤如下：

(1)血糖过高者(＞16.6mmol/L)先予胰岛素 0.2～0.4U/kg 一次性静脉注射。

(2)胰岛素持续静脉滴注：0.9％氯化钠注射液＋胰岛素,按胰岛素 0.1U/(kg·h)或 4～6U/h 的速度输入。

(3)监测血糖：从使用胰岛素开始每小时监测 1 次血糖,根据血糖下降情况进行调整,要求平均每小时血糖下降 3.9～5.6mmol/L 或超过静脉滴注前血糖水平的 30％。达不到此标准者,可能存在胰岛素抵抗,应将胰岛素用量加倍。

(4)当血糖降至 13.9mmol/L,将 0.9％氯化钠注射液改为 5％葡萄糖液或葡萄糖盐水,每 2～4g 葡萄糖加入 1U 胰岛素,直至血糖降至 11.1mmol/L 以下、尿酮体阴性、并可平稳过渡到餐前皮下注射治疗时停止补液。

【处方】

无具体处方。

【注意事项】

1. 妊娠期血糖控制目标

(1)GDM 患者妊娠期血糖应控制在餐前及餐后 2 小时血糖值分别≤5.3mmol/L、6.7mmol/L,特殊情况下可测餐后 1 小时血糖≤7.8mmol/L;夜间血糖不低于 3.3mmol/L;妊娠期 HbA1c宜<5.5%。

(2)PGDM 患者妊娠期血糖控制应达到下述目标:妊娠早期血糖控制勿过于严格,以防低血糖发生;妊娠期餐前、夜间血糖及FPG 宜控制在 3.3～5.6mmol/L,餐后峰值血糖 5.6～7.1mmol/L,HbA1c<6.0%。

2. 分娩时机

(1)无须胰岛素治疗而血糖控制达标的 GDM 孕妇,如无母儿并发症,在严密监测下可待预产期,到预产期仍未临产者,可引产终止妊娠。

(2)PGDM 及胰岛素治疗的 GDM 孕妇,如血糖控制良好且无母儿并发症,在严密监测下,妊娠 39 周后可终止妊娠;血糖控制不满意或出现母儿并发症,应及时收入院观察,根据病情决定终止妊娠时机。

(3)糖尿病伴发微血管病变或既往有不良产史者,需严密监护,终止妊娠时机应个体化。

3. 分娩方式

(1)糖尿病本身不是剖宫产指征。

(2)决定阴道分娩者,应制订分娩计划,产程中密切监测孕妇的血糖、宫缩、胎心率变化,避免产程过长。

(3)择期剖宫产的手术指征为糖尿病伴严重微血管病变,或其他产科指征。妊娠期血糖控制不好、胎儿偏大(尤其估计胎儿体质量≥4250 克者)或既往有死胎、死产史者,应适当放宽剖宫产指征。

4. 手术前后、产程中、产后非正常饮食期间应停用所有皮下注射胰岛素,改用胰岛素静脉滴注,以避免出现高血糖或低血糖。

5. 产后新生儿的处理

(1)新生儿出生后易发生低血糖,严密监测其血糖变化可及时发现低血糖。建议新生儿出生后30分钟内行末梢血糖检测。

(2)新生儿均按高危儿处理,注意保暖和吸氧等。

(3)提早喂糖水、开奶,必要时以10%葡萄糖液缓慢静脉滴注。

(4)常规检查血红蛋白、血钾、血钙及镁、胆红素。

(5)密切注意新生儿呼吸窘迫综合征的发生。

第五节 妊娠合并甲状腺疾病

近年来妊娠期甲状腺疾病越来越受到围产医学界和内分泌学界的重视,对于甲状腺疾病与妊娠相互影响的认识也在不断增强。

【诊断要点】

1. 妊娠期常见的甲状腺功能检测指标

(1)促甲状腺素(TSH):是评估甲状腺功能最重要的指标,但在妊娠期水平并不恒定。又受人绒毛膜促性腺激素的影响,TSH在妊娠早期最低,妊娠中晚期逐步升高,但始终低于非妊娠妇女。可以参考以下诊断标准:妊娠早期 $0.1\sim2.5\mathrm{mU/L}$,妊娠中期 $0.2\sim3.0\mathrm{mU/L}$,妊娠晚期 $0.3\sim3.0\mathrm{mU/L}$。

(2)游离甲状腺素(FT_4):不同的检测方法变异程度较大,目前很难提供人群的特异的参考范围。

2. 妊娠合并临床甲减 诊断标准:TSH$>2.5\mathrm{mU/L}$(或妊娠期特异的参考范围),且 FT_4 下降;或 TSH$>10\mathrm{mU/L}$,无论 FT_4 水平如何。

3. **妊娠合并亚临床甲减** 诊断标准：TSH 在 2.5～10mU/L，FT_4 水平正常。国内指南中 TSH 的标准为高于妊娠期特异参考值的上限，同时 FT_4 水平正常。

4. **妊娠期单纯性低 T_4 血症** 诊断标准：TSH 水平正常，FT_4 水平低于参考值范围第 5 或 10 个百分位数值。

5. **妊娠合并甲状腺功能亢进** 诊断标准：由于人绒毛膜促性腺激素的促甲状腺激素作用影响，妊娠早期 TSH 水平会生理性下降，至妊娠 7－11 周降至最低。正常孕妇妊娠期 TSH 0.03～2.5mU/L，妊娠中晚期上限为 3.0mU/L。任何异常的 TSH 均需结合 FT_4 进行判断。TSH 受抑制或检测不到，且 FT4 升高需考虑临床甲亢，最常见的原因是 Graves 病。但需与妊娠一过性甲状腺毒症进行鉴别。如妊娠前无甲状腺病史，无甲状腺弥漫性肿大及内分泌性突眼等，则支持妊娠一过性甲状腺毒症，反之则支持妊娠期 Graves 病。因 Graves 病促甲状腺激素受体抗体（TRAb）检测通常为阳性，故检测 TRAb 也有助于进一步鉴别。

6. **产后甲状腺炎** 妊娠期甲状腺功能正常的患者，在产后 1 年内发生甲状腺功能异常。典型的产后甲状腺炎患者产后 2～6 个月发生甲状腺毒症，随后甲减，产后 1 年内甲功恢复正常。

【治疗要点】

1. **妊娠合并临床甲减** 大量回顾性及病例对照研究证实临床甲减对母儿有不利影响。虽缺乏左旋甲状腺干预的前瞻性随机研究，但迄今的有效数据仍证实了妊娠期治疗临床甲减的益处，因此需要治疗。

推荐口服左甲状腺素，强烈不建议使用其他甲状腺素制剂如三碘甲状腺原氨酸或干甲状腺片。

2. **妊娠合并亚临床甲减** 大量资料证实妊娠期亚临床甲减会增加妊娠不良结局的风险，应用左甲状腺素片治疗可减少这种风险且药物本身并无副作用。对于甲状腺过氧化酶抗体阴性的妊娠期亚临床甲减患者是否必须用左甲状腺素治疗，尚无定论。

但对于甲状腺过氧化酶抗体阳性的亚临床甲减应给予治疗。

3. **妊娠期单纯性 T_4 血症** 妊娠期单纯性 T_4 血症是否导致不良结局一直存在争议,至今尚无随机干预性研究左甲状腺素治疗的益处,目前不建议对此类患者进行治疗。

4. **妊娠期甲状腺功能亢进**

(1)妊娠期前甲状腺功能状态恢复正常的甲亢患者受孕的理想时期。所有患者或曾经患有甲亢的女性均必须在妊娠前进行咨询,必要时可接受甲状腺切除或药物治疗。

(2)妊娠期甲亢主要应用抗甲状腺药物,抑制甲状腺激素合成。抗甲状腺药物主要是丙硫氧嘧啶(PTU)及甲巯咪唑(MMI)。需注意以下几点:MMI 有致畸作用,孕早期建议应用 PTU;妊娠中晚期需停用 PTU,优选 MMI,以减少肝损害。因 PTU 及 MMI 可以透过胎盘,为减少对胎儿的影响,应使用最小剂量的 PTU 及 MMI,将 FT_4 维持在正常上限即可。开始每 2～4 周监测 1 次 FT_4 及 TSH,达标后 4～6 周监测 1 次。不建议将 TT_3 作为评价指标。妊娠早期 Graves 病可能加重,而妊娠中晚期会逐渐缓解,ATD 剂量需下降,妊娠晚期 20%～30% 的患者需停药。但对于 TRAb 水平特别高的患者,不建议停用 ATD。一般产后甲亢会加重。妊娠期及哺乳期禁忌应用 [131]I 治疗,如需要手术,妊娠中期为最佳时机。

(3)哺乳期应用中等剂量的 ATD 是安全的,对后代生长发育及智商无不良影响。

5. **产后甲状腺炎** 甲状腺毒症期症状明显的患者可以给予最小剂量的普萘洛尔,持续数个月,此期间不推荐使用抗甲状腺药物。甲状腺毒症缓解后每 2 个月检查 TSH,尽早明确是否进入甲减期。

【处方】

处方 1 妊娠合并临床甲减及亚临床甲减

左甲状腺素 $25\mu g$,口服,每日 1 次,每 2～4 周复查 TSH 决定增加剂量并维持至妊娠结束。

处方 2　妊娠合并甲亢

孕早期:丙硫氧嘧啶 50mg,口服,每日 1 次。

孕中晚期:甲巯咪唑 2.5mg,口服,每日 1 次。

每 2～4 周复查将 FT₄ 维持在正常上限。

处方 3　产后甲状腺炎

甲状腺毒症期:普萘洛尔 5mg,口服,每 8 小时 1 次。

【注意事项】

1. 对于妊娠合并临床甲减:建议所有计划妊娠的甲减女性,妊娠前将甲状腺功能控制在理想状态,即 TSH 低于 2.5mU/L。妊娠期新诊断的临床甲减需立即开始左甲状腺素(优甲乐)治疗,及时调整剂量,尽快使甲状腺功能达标。产后左甲状腺素剂量应降至妊娠前水平,产后 6 周重新评估甲状腺功能。

2. MMI 有致畸作用,孕早期建议应用 PTU。妊娠中晚期需停用 PTU,优选 MMI,以减少肝损害。因 PTU 及 MMI 可以透过胎盘,为减少对胎儿的影响,应使用最小剂量的 PTU 及 MMI,将 FT₄ 维持在正常上限即可。开始每 2～4 周监测 1 次 FT₄ 及 TSH,达标后 4～6 周监测 1 次。不建议将 TT₃ 作为评价指标。

3. 妊娠早期 Graves 病可能加重,而妊娠中晚期会逐渐缓解,ATD 剂量需下降,妊娠晚期 20%～30% 的患者需停药。但对于 TRAb 水平特别高的患者,不建议停用 ATD。一般产后甲亢会加重。妊娠期及哺乳期禁忌应用 ¹³¹I 治疗,如需要手术,妊娠中期为最佳时机。

4. 胎儿监护。TRAb 水平升高,未控制的甲亢等均会影响胎儿健康,如超声检查发现胎儿心动过速、胎儿生长受限、胎儿甲状腺肿、骨成熟提前,充血性心力衰竭及胎儿水肿,应考虑甲亢。

第六节 妊娠合并传染病

一、病毒性肝炎

病毒性肝炎是由肝炎病毒引起,以肝细胞变性坏死为主要病变的传染性疾病。根据病毒类型分为甲型、乙型、丙型、丁型、戊型,其中以乙型最为常见。

【诊断要点】

1. 有与病毒性肝炎接触史,半年内曾接受输血、注射血制品史等。

2. 乏力、恶心、呕吐、食欲缺乏、腹胀、上腹胀痛等。尿色加深如茶色,巩膜、皮肤黄染。重症肝炎时,起病突然,发热、皮肤黏膜下出血、呕血、精神迟钝、昏迷、肝脏迅速缩小、出现腹水。

3. 妊娠早期时可触及肝增大伴触痛,妊娠晚期因宫体抬高,肝脏不易扪清。

4. 血清病毒学标志物:血清 HAV 抗体阳性;或 HBs 阳性、抗 HBc-IgM 阳性;或 HCV 抗体阳性;或 HDV-IgM 阳性。

5. 肝功能检查:肝丙氨酸氨基转移酶升高,特别是大于正常10 倍以上;胆红素增高大于 $17\mu mol/L$。

6. 血细胞分析:可出现血小板计数下降。

7. 凝血系列检查:凝血酶原时间延长,纤维蛋白原下降。

8. 尿液分析:尿胆红素阳性。

【治疗要点】

1. 轻度病毒性肝炎的处理

(1)休息,加强营养,禁用对肝脏有害的药物。

(2)有黄疸者立即住院。

(3)保肝治疗。

(4)有贫血或低蛋白血症者,可适量输浓缩红细胞、白蛋白。

2. 重症病毒性肝炎的处理

(1)高血糖素-胰岛素-葡萄糖联合应用。高血糖素 1～2mg＋普通胰岛素 6～12U＋10％葡萄糖 500ml,每日 1 次,静脉滴注,2～3 周为 1 个疗程。

(2)白蛋白注射液 10g,每日 1 次,静脉滴注,每周 2～3 次。

(3)门冬氨酸钾镁,注意高血钾者慎用。

(4)防止和治疗肝昏迷。

(5)弥漫性血管内溶血的处理。①输血浆;②凝血酶原复合物:400～800U,每日 1 次,静脉滴注;③纤维蛋白原:1.5～3g,静脉滴注;④维生素 K_1 20mg,肌内注射;⑤必要时应用肝素 25mg,静脉滴注,但产前 4 小时和产后 12 小时内不宜应用肝素。

(6)肾功能衰竭的处理。严格限制入液量,控制在 500ml＋前日尿量。利尿药:呋塞米 60～80mg,静脉注射,必要时 2～4 小时 1 次,2～3 次无效后停用。多巴胺 20～80mg＋10％葡萄糖注射液 500ml,每日 1 次,静脉滴注,用以扩张肾血管、改善肾血流量。

3. 产科处理

(1)妊娠期:加强母胎监护,及早发现并发症,及时处理。

(2)分娩期:分娩前数日肌注维生素 K_1,每日 20～40mg,准备好输浓缩红细胞、血浆。无阴道分娩禁忌证者,可经阴道分娩,防止滞产及防止产后出血,对重症肝炎确诊后积极治疗 24 小时后,应及时剖宫产。

(3)产褥期:应用对肝脏损害较小的广谱抗生素。

【处方】

处方 1　谷胱甘肽片 50mg,口服,每日 3 次。

处方 2　维生素 C 片 0.2g,口服,每日 3 次。

处方 3　门冬氨酸钾镁 20ml＋10％葡萄糖液 500ml,缓慢静脉滴注,每日 1 次。

处方 4　10％葡萄糖溶液 1000ml＋维生素 C 2g,静脉滴注,每日 1 次。

处方 5　新霉素 0.25mg,口服,每日 3 次。

处方 6　六合氨基酸 250ml＋10％葡萄糖注射液 250ml,静脉滴注,每日 1～2 次,疗程一般为 5～7 周。

【注意事项】

新生儿乙型肝炎免疫预防要点如下。

1. 孕妇产前都需要检测乙型肝炎血清学标志物　HBsAg,说明已经 HBV 感染,有传染性;HBeAg 阳性,传染性强;抗-HBs 阳性,对乙型肝炎有免疫力。

2. 孕妇 HBsAg 阴性　新生儿按 0、1、6 个月 3 针方案接种乙型肝炎疫苗。

3. 孕妇 HBsAg 阳性　新生儿出生 12 小时内,肌内注射 1 针 HBIG;同时按 0、1、6 个月 3 针方案接种异性肝炎疫苗。

4. HBsAg 阳性孕妇的母乳喂养　新生儿正规预防后,不管孕妇 HBeAg 阴性还是阳性,均可行母乳喂养。

5. 分娩方式与母婴传播　剖宫产分娩不能降低 HBV 的母婴传播率。

6. 早产儿　出生体质量≥2000 克时,无需特别处理;体质量＜2000 克,待提质量达到 2000 克后注射第一针疫苗,然后间隔 1～2 个月后再按 0、1、6 个月 3 针方案执行。孕妇 HBsAg 阴性,早产儿状况良好时上述处理;身体状况不好时,先处理相关疾病,待恢复后再行疫苗注射。孕妇 HBsAg 阳性,无论早产儿身体状况如何 12 小时内肌内注射 1 针 HBIG,间隔 3～4 周后需再注射 1 次;出生 24 小时内、3～4 周、2～3 个月、6～7 个月分别行疫苗注射,并随访。

7. 其他成员 HBsAg 阳性　如果新生儿与 HBsAg 阳性成员密切接触,就必须注射 HBIG;不密切接触,不必注射。

8. HBsAg 阳性孕妇的新生儿随访　7～12 个月时检测乙型肝炎血清学标志物。若 HBsAg 阴性,抗-HBs 阳性,预防成功,有抵抗力;若 HBsAg 阴性,抗-HBs 阴性预防成功,但需再接种 3 针疫苗方案;HBsAg 阳性,预防失败,成慢性感染者。

9. HBsAg 阳性孕妇是否行抗 HBV 治疗以降低母婴传播率 HBeAg 阴性时,无须抗病毒;HBeAg 阳性是否应抗 HBV 治疗尚无定论,需严格的多中心对照研究。

二、妊娠合并梅毒

梅毒是梅毒螺旋体引起的一种慢性传染病,临床表现复杂,几乎可侵犯全身各器官,造成多器官损坏。根据其病程分为早期梅毒和晚期梅毒。

【诊断要点】

1. 临床表现 早期主要表现为硬下疳、硬化性淋巴结炎、全身皮肤黏膜损害,晚期表现为永久性皮肤黏膜损害,并可侵犯心血管、神经系统等多种组织器官而危及生命。

2. 实验室检查

(1)暗视野显微镜检查:早期梅毒皮肤黏膜损害处可查到活动的梅毒螺旋体。

(2)血清学检查:非螺旋体试验包括 RPR、VDRL;螺旋体试验包括螺旋体明胶凝集试验(TPPA)、荧光螺旋体抗体吸附试验(FTA-ABS)。非梅毒螺旋体试验或螺旋体试验可相互确诊。

(3)脑脊液检查:包括脑脊液非螺旋体试验、细胞计数及蛋白测定等。

【治疗要点】

妊娠合并梅毒的治疗原则为及早和规范治疗。首选青霉素治疗有双重目的,一方面治疗孕妇梅毒,另一方面预防或减少婴儿患先天性梅毒。

1. 一期梅毒、二期梅毒、病程不到 1 年的潜伏期梅毒 苄星青霉素或普鲁卡因青霉素。

2. 病程超过 1 年或病程不清楚的潜伏期梅毒、梅毒瘤树胶肿及心血管梅毒 苄星青霉素:240 万 U,肌内注射,每周 1 次,连续

3周(共720万U);或普鲁卡因青霉素:80万U,肌内注射,每日1次,连用10~14日。

3. **神经梅毒** 水剂青霉素:300万~400万U,静脉滴注,每4小时1次,连用10~14日。之后继续应用苄星青霉素:240万U,肌内注射,每周1次,连续3周(共720万U);或普鲁卡因青霉素:240万U,肌内注射,每日1次,加用丙磺舒500mg,口服,每日4次,两药合用,连用10~14日。

4. **先天梅毒** 对先天梅毒儿应作脑脊液检查,以排除神经梅毒。确诊的先天梅毒儿均应治疗,普鲁卡因青霉素5万U/(kg·d),肌内注射,连用10日。脑脊液正常者,苄星青霉素5万U/(kg·d),肌内注射共1次。

【处方】

处方1 苄星青霉素240万U,肌内注射,每周1次,连续2周。

处方2 普鲁卡因青霉素80万U,肌内注射,每日1次,连续10~14日。

处方3 水剂青霉素300万~400万U,静脉滴注,4小时1次,连续10~14日。

【注意事项】

1. **对青霉素过敏者** 首先探究其过敏史可靠性。必要时重做青霉素皮肤试验。对青霉素过敏者,首选口服或静脉滴注青霉素脱敏后再用青霉素治疗。脱敏无效时,可选用头孢类抗生素或红霉素治疗。头孢曲松可能与青霉素交叉过敏,之前有严重青霉素过敏者不应选用头孢曲松治疗或进行青霉素脱敏。分娩后用多西环素治疗。

2. **吉-海反应** 吉-海反应为驱梅治疗后梅毒螺旋体被杀死后释放出大量异种蛋白和内毒素,导致机体产生强烈变态反应。孕妇与胎儿梅毒感染严重者治疗后吉-海反应、早产、死胎或死产发生率高。对孕晚期非梅毒螺旋体抗体高滴度(如 RPR≥1:32)

患者治疗前口服泼尼松,可减轻吉-海反应。

3. 产科处理　妊娠合并梅毒属高危妊娠。妊娠在 24～26 周超声检查注意发现胎儿先天性梅毒征象。超声检查发现胎儿明显受累常常提示预后不良。未发现胎儿异常者无须终止妊娠。驱梅治疗时注意监测和预防吉-海反应。分娩方式根据产科指征确定。在分娩前已接受规范驱梅治疗并对治疗反应良好者,排除胎儿感染后可以母乳喂养。

4. 四环素和多西环素孕妇禁用　需要告知应用红霉素治疗不能预防先天性梅毒。许多孕妇治疗失败与再感染有关,性伴侣必须同时检查和治疗。所有妊娠合并梅毒孕妇在治疗前同时检查 HIV 及其他性传播疾病。

5. 随访

(1)孕妇的随访:早期梅毒经足量规范治疗后 3 个月非螺旋体试验抗体滴度下降 2 个稀释度,6 个月后下降 4 个稀释度。一期梅毒 1 年后非螺旋体试验转为阴性,二期梅毒 2 年后转为阴性。晚期梅毒治疗后非螺旋体试验抗体滴度下降缓慢,约 50% 患者治疗后 2 年非螺旋体试验仍阳性。

妊娠合并梅毒治疗后,在分娩前应每个月行非螺旋体试验,抗体高滴度患者治疗后 3 个月如非螺旋体抗体滴度上升或未下降 2 个稀释度,应予重复治疗。低抗体滴度(如 VDRL≤1∶2,RPR≤1∶4)患者治疗后非螺旋体试验抗体滴度下降常不明显,只要治疗后非螺旋体试验抗体滴度无上升,通常无须再次治疗。分娩后按非孕妇梅毒随访。

(2)新生儿的随访

①对妊娠合并梅毒孕妇所分娩婴儿,体检无异常发现,婴儿血非螺旋体试验抗体滴度≤4 倍母血抗体滴度,若母亲符合下列情况:A. 母亲在怀孕前得到恰当治疗;B. 孕期和分娩时非螺旋体试验抗体滴度稳定地维持在低水平(VDRL≤1∶2,RPR≤1∶4),无需对婴儿进行有关临床和实验室的检测,也无需对婴儿进行治

疗或选择以下方案治疗,苄星青霉素,5 万 U/kg,肌内注射,共 1 次。

②对妊娠合并梅毒孕妇所分娩婴儿,体检无异常发现,婴儿血非螺旋体试验抗体滴度≤4 倍母血抗体滴度,若母亲符合下列情况:A. 经在分娩前 1 个月恰当治疗者;B. 经抗梅毒治疗后,非螺旋体试验抗体滴度降低超过 4 倍;C. 晚期潜伏梅毒血非螺旋体试验抗体滴度维持在低水平;D. 孕妇无梅毒复发或再感染证据者,无需对婴儿进行有关临床和实验室的检测。上述婴儿也可选择单纯观察或以下治疗:苄星青霉素,5 万 U/kg,肌内注射,共 1 次。

③对妊娠合并梅毒孕妇所分娩婴儿,体检无异常发现,婴儿血非螺旋体试验抗体滴度≤4 倍母血抗体滴度,若母亲符合下列情况:A. 梅毒而未经治疗或未恰当治疗者;B. 分娩前 1 个月内开始梅毒治疗者;C. 妊娠期应用非青霉素疗法治疗者;D. 经抗梅毒治疗后,非螺旋体试验抗体滴度未获预期降低或升高者;E. 缺乏充分抗梅毒治疗证据者。符合上述条件婴儿的检测包括:脑脊液检查,长骨 X 线检查,血液常规检查。上述检查诊断或高度怀疑先天性梅毒的患儿需要进行以下治疗:出生 7 天内,水剂青霉素 5 万 U/kg,静脉滴注,12 小时 1 次;出生 7 天后,水剂青霉素 5 万 U/kg,静脉滴注,8 小时 1 次,连续 10 天。或普鲁卡因青霉素 5 万 U/kg,肌内注射,每日 1 次,连续 10 日。或苄星青霉素 5 万 U/kg,肌内注射,共 1 次。

④对诊断或高度怀疑先天性梅毒的患儿按先天性梅毒治疗。治疗方案:出生 7 天内,水剂青霉素 5 万 U/kg,静脉滴注,12 小时 1 次;出生 7 天后,水剂青霉素 5 万 U/kg,静脉滴注,8 小时 1 次,连续 10 天。或普鲁卡因青霉素 5 万 U/kg,肌内注射,每日 1 次,连续 10 日。

第4章

分娩期并发症

第一节　胎膜早破

临产前发生胎膜破裂,称为胎膜早破,指在妊娠 20 周以后,未满 37 周胎膜未临产前发生的胎膜破裂。孕周越小,围产儿预后越差。胎膜早破可引起早产、胎盘早剥、羊水过少、脐带脱垂、胎儿宫内窘迫和新生儿呼吸窘迫综合征,孕产妇及胎儿感染率和围产儿病死率显著升高。

【诊断要点】

1. 胎膜早破的诊断

(1)孕妇突然出现阴道流液或无控制的"漏尿",有时仅感外阴较平时湿润。阴道窥器打开时,可见液体自宫颈流出或后穹窿较多积液,并见到胎脂样物质。

(2)阴道液 pH 测定:若 pH≥6.5,提示胎膜早破。血液、尿液、宫颈黏液、精液及细菌污染可出现假阳性。

(3)显微镜检查:阴道液置于载玻片上,干燥后镜检可见羊齿植物状结晶。

(4)胎儿纤维蛋白(fFN)测定:当宫颈及阴道分泌物内 fFN 含量>0.05mg/L 时,易发生胎膜早破。

(5)胰岛素样生长因子结合蛋白-1(IGFBP-1)检测:检测人羊水中 IGFBP-1 检测试纸,特异性强,不受血液、精液、尿液和宫颈黏液的影响。

2. 羊膜腔感染的诊断　母儿心率增快,母体心率超过 100 次/分,胎儿心率超过 160 次/分,母体发热≥37.8℃,子宫压痛、阴道分泌物异味、母体白细胞计数≥$15×10^9$/L 或核左移。孕妇体温升高的同时伴有上述 2 个或以上的症状或体征可以诊断绒毛膜羊膜炎。

【治疗要点】

1. 一般处理　绝对卧床,保持外阴清洁,避免不必要的肛门及阴道检查,密切观察孕妇体温、心率、宫缩、阴道流液性状和血白细胞计数。

2. 药物治疗　预防感染,应用最广收缩抑制药,促进胎肺成熟。

3. 终止妊娠　有终止妊娠指征者需终止妊娠。

【处方】

处方 1　预防使用抗生素,破膜 12 小时以上者选用。

氨苄西林 2g,静脉滴注,6 小时 1 次,48 小时后,改为阿莫西林 250mg,口服,8 小时 1 次,连续 5 日。青霉素过敏者可选用头孢菌素类抗生素。

处方 2　子宫收缩抑制药的应用

钙通道阻滞药:硝苯地平片起始剂量为 20mg,口服,然后 10~20mg,每日 3~4 次,根据宫缩情况调整,可持续 48 小时。服用中注意监测血压,防止血压过低。

或前列腺素抑制药[仅在 32 周前短期(1 周内)选用]:吲哚美辛初始剂量 50mg,口服,8 小时 1 次,24 小时后改为 25mg,口服,6 小时 1 次。用药过程中需密切监测羊水量及胎儿动脉导管血流。

或肾上腺素能受体激动药:利托君 100mg 加于 5％葡萄糖注射液 500ml 中,静脉滴注,初始剂量为 1 分钟 5 滴,根据宫缩情况进行调节,每 10 分钟增加 5 滴,最大量至 1 分钟 35 滴,待宫缩抑制后持续滴注 12 小时,停止静脉滴注前 30 分钟改为 10mg,口服,4～6 小时 1 次。用药期间需密切观察孕妇主诉及心率、血压、宫缩变化,并限制静脉输液量(每日不超过 2000ml),以防肺水肿。如患者心率＞120 次/分,应减滴数;如心率＞140 次/分,应停药,如出现胸痛,应立即停药并行心电监护。

或硫酸镁:25％硫酸镁 16ml 加于 5％葡萄糖注射液 100ml 中,在 30～60 分钟内静脉滴注完,后以每 1 小时 1～2g 的剂量维持,每日总量不超过 30g。用药过程中必须监测镁离子浓度,密切注意呼吸、膝反射及尿量。

处方 3　糖皮质激素促胎肺成熟

倍他米松 12mg,肌内注射,24 小时重复 1 次,共 2 次;或地塞米松 6mg,肌内注射,12 小时重复 1 次,共 4 次。

【注意事项】

1. 足月 PROM 与妊娠晚期生理性宫缩所致的胎膜薄弱有一定的关系,而早产 PROM 更多是由于亚临床绒毛膜羊膜炎所致。具有以下高危因素者更容易发生 PROM。

(1)母体因素:反复阴道流血、阴道炎、长期应用糖皮质激素、腹部创伤、腹腔内压力突然增加、吸烟、药物滥用、营养不良、前次妊娠发生早产 PROM 史、妊娠晚期性生活频繁等。

(2)子宫及胎盘因素:子宫畸形、胎盘早剥、子宫颈功能不全、子宫颈环扎术后、子宫颈锥切术后、子宫颈缩短、先兆早产、子宫过度膨胀(羊水过多、多胎妊娠)、头盆不称、胎位异常(臀位、横位)、绒毛膜羊膜炎、亚临床宫内感染等。

2. 绒毛膜羊膜炎的监测:建议 4～8 小时监测孕妇体温、脉搏、按常规和个体情况行血常规的检测和胎心率监测及行胎儿电子监护,同时严密观察羊水性状,子宫有无压痛等绒毛膜羊膜炎征象,及早发现和处理绒毛膜羊膜炎。临床诊断绒毛膜羊膜炎或可疑绒毛膜羊膜炎时,应及时应用抗生素,诊断绒毛膜羊膜炎尽快终止妊娠,不能短时间内阴道分娩者应选择剖宫产术终止妊娠。有条件者胎儿娩出后进行新生儿耳拭子和宫腔分泌物培养基胎盘胎膜送病理检查,但是典型的临床感染的症状如果无病理支持并不能否认宫内感染的诊断。新生儿按高危儿处理。

3. PROM 是 B 族溶血性链球菌上行性感染的高危因素,是导致孕妇产时及产褥期感染、胎儿感染及新生儿感染的重要病原菌。若之前有过筛查并且 GBS 阳性则在发生胎膜破裂后立即使用抗生素治疗,若未行 GBS 培养,足月 PROM 破膜时间超过 18 小时或孕妇体温超过 38℃ 也应考虑启动抗生素的治疗。对 PROM 孕妇有条件者建议行阴道下 1/3 及肛周分泌物的 GBS 培养。GBS 培养阳性者,即使之前已应用了广谱抗生素,一旦临产,应重新给予抗生素治疗。青霉素为首选药物,如果青霉素过敏则用头孢菌素类抗生素或红霉素。预防 GBS 感染的抗生素用法:青霉素 G 首次剂量 480 万单位静脉滴注,然后每 4 小时 240 万单位直至分娩。对青霉素过敏者则选用头孢唑啉钠,以 2g 作为起始剂量静脉滴注,然后每 8 小时 1g 直至分娩。对头孢菌素过敏者则用红霉素 500mg,每 6 小时静脉滴注,或克林霉素 900mg 静脉滴注,每 8 小时 1 次。

4. 足月 PROM 明确诊断后,应评估母胎状况,排除胎儿窘迫、绒毛膜羊膜炎、胎盘早剥、胎位异常、母体合并症等。如无明确剖宫产指征,则宜在破膜后 2～12 小时内积极引产。良好的规律宫缩引产至少 12～18 小时如仍在潜伏期阶段才考虑诊断引产失败型剖宫产分娩。对于拒绝引产者应充分告知期待治疗可能增加母儿感染风险。

5. PROM 处理总则。对孕妇和胎儿状况进行全面评估,准确核对孕周,评估有无感染,评估胎儿状况,包括胎儿大小、胎方位、羊水指数、有无胎儿窘迫、有无胎儿畸形,评估母体有无其他合并症或并发症,如胎盘早剥等。依据孕周、母胎状况、当地的医疗水平及孕妇和家属意愿 4 个方面进行决策。孕周<24 周为无生机儿阶段,多不主张继续妊娠,以引产为宜。妊娠 24－27^{+6} 周

符合保胎条件同时孕妇及家人要求保胎者可期待治疗,但保胎过程长,风险大,要充分告知期待保胎过程中的风险。但如果羊水过少,羊水最大深度小于 2cm 宜考虑终止妊娠。28－33^{+6} 周无继续妊娠禁忌,应保胎、延长孕周至 34 周,保胎过程中给予糖皮质激素和抗生素治疗,密切监测母胎状况。妊娠 34－36^{+6} 周已接近孕足月,90% 以上的胎儿肺已经成熟,早产儿的存活率接近足月儿,则不宜保胎。无论任何孕周,明确诊断的宫内感染、明确诊断的胎儿窘迫、胎盘早剥等不宜继续妊娠者,不宜继续保胎,采用引产或剖宫产终止妊娠。

6. PROM 选择何种分娩方式,需综合考虑孕周、早产儿存活率、是否存在羊水过少或绒毛膜羊膜炎、胎儿能否耐受宫缩、胎方位等因素。PROM 不是剖宫产指征,分娩方式应遵循标准的产科常规,在无明确的剖宫产指征时应选择阴道试产,产程中密切注意胎心变化,有异常情况时放宽剖宫产指征。

7. 羊水过少的处理。羊水指数＜5cm 或羊水最大平面垂直深度＜2cm 为羊水过少,是 PROM 的常见并发症。适宜的羊水量是胎儿肺发育的重要条件,如果在妊娠 26 周前羊水过少可以导致胎儿肺发育不良,胎儿变形如肢体挛缩、骨骼变形等。此外,羊水过少也是绒毛膜羊膜炎和胎儿窘迫的高危因素。但羊膜腔灌注不能明显改善妊娠结局。如果羊水过少,密切监测有无绒毛膜羊膜炎和胎儿窘迫,依据情况及时终止妊娠。

8. 子宫颈环扎术是 PROM 的高危因素,约 38% 发生 PROM,发生时建议个体化处理,对于孕周＜24 周的 PPROM 孕妇可拆线放弃胎儿;妊娠 24－27^{+6} 周的 PROM,依据患者的知情同意和个体情况决定是否期待治疗并给予促胎肺成熟;妊娠 28－31^{+6} 的 PROM,在无禁忌证的前提下促胎肺完成后,依据个体情况可以考虑拆线或保留;孕周≥32 周,一旦诊断 PROM 后应考虑拆线。

第二节　子宫破裂

子宫体部或子宫下段在妊娠期或分娩期发生破裂称为子宫破裂。多发生在分娩期,个别发生在妊娠晚期。子宫破裂为产科最严重并发症之一,常引起母儿死亡。

【诊断要点】

子宫破裂可发生于子宫体部或子宫下段,多数发生于分娩期,发生于妊娠晚期者较为少见,经产妇发生率高于初产妇。子宫破裂多数分为先兆子宫破裂和子宫破裂两个阶段,有下列情况应考虑子宫破裂:

1. 具有子宫破裂的高危因素:瘢痕子宫是近年来导致子宫破裂的常见原因,如剖宫产术、子宫肌瘤剔除术、宫角切除术、子宫成形术后。前次手术后伴感染、切口愈合不良、剖宫产后间隔时间过短再次妊娠者,临产后发生子宫破裂的危险性更大。梗阻性分娩、不适当难产手术、滥用缩宫药、妊娠子宫外伤亦是子宫破裂的高危因素。

2. 妊娠晚期、临产后出现下腹剧痛难忍、烦躁不安、呼叫、排尿困难、血尿,伴有恶心、呕吐、阴道出血,可出现面色苍白、出汗、呼吸表浅、脉搏细数、血压下降等休克临床表现。

3. 体格检查:子宫下段逐渐形成病理缩复环,后明显触痛、压痛。在腹壁下清楚地扪及胎体,缩小宫体位于胎儿侧方。胎儿供血受阻,胎心率改变或听不清。

4. 阴道检查:阴道可能有鲜血流出,量可多可少。拨露或下降中的胎先露部消失(胎儿进入腹腔内),曾扩张的宫口可回缩。宫颈检查可触及子宫破裂口,与腹腔相通者可触及肠管,此项检查可加剧子宫破裂损伤,在非常情况下进行。

5. 超声检查可协助诊断子宫有无破裂及破裂部位。

【治疗要点】

1. 先兆子宫破裂,必须立即采取有效措施抑制子宫收缩,以缓解子宫破裂的进程。最好能尽快行剖宫产术,术中注意监测子宫是否已有破裂。

2. 子宫破裂胎儿未娩出者,即使死胎也不应经阴道先娩出胎儿,这会使裂口扩大,增加出血,促使感染扩散,应迅速剖宫取出死胎,视患者状态、裂伤部位情况、感染程度和患者是否已有子女等综合考虑,若子宫裂口较易缝合、感染不严重、患者状态欠佳时,可做裂口修补缝合。否则可行子宫全切除或次全切除。子宫下段破裂者,应注意检查膀胱、输尿管、宫颈及阴道,若有损伤,应及时修补。

3. 子宫破裂多伴有严重出血及存在感染,术前应输血、输液,积极进行抗休克治疗,手术前后给予大量广谱抗生素控制感染。

【处方】

无具体处方。

【注意事项】

1. 根据病史、分娩经过、临床表现,典型的子宫破裂诊断并不困难。但若破裂口被胎盘覆盖,或在子宫后壁破裂,或无明显症状的不完全性子宫破裂,诊断比较困难。此时阴道检查不可少,发现宫口缩小,胎先露部上移,甚至有时能触到破裂口。超声检查可协助诊断。个别难产患者经多次阴道检查,可能感染出现腹膜炎而表现为类似子宫破裂征象。阴道检查时由于胎先露部仍高,子宫下段菲薄,双合诊时手指相触如隔腹壁,有时容易误诊为子宫破裂,但这种情况胎体不会进入腹腔,而妊娠子宫也不会缩小而位于胎体旁侧。

2. 要与胎盘早剥、难产并发感染相区别。胎盘早剥:常伴有妊娠期高血压疾病史或外伤史,子宫呈板状硬,胎位不清,阴道出血与贫血程度不成正比,超声检查常有胎盘后血肿或胎盘明显增厚。难产并发腹腔感染:有产程长、多次阴道检查史,腹痛及腹膜炎体征,阴道检查胎先露部无上升、宫颈口无回缩,查体及超声检查,发现胎儿位于宫腔内,子宫无缩小,患者常有体温升高和血白细胞计数增多。

3.子宫破裂修补术步骤

(1)剖宫取胎和止血:取下腹中线纵切口,切开腹壁进入腹腔。边吸腹腔内的血边探查,若胎儿和胎盘已从子宫破口进入腹腔,应迅速握住胎足,取出胎儿及胎盘,同时宫体部直接注射缩宫素或有静脉滴注缩宫素,使子宫收缩减少出血。用卵圆钳或艾利斯钳夹住破裂口止血。若胎儿一部分在子宫外时,应从破口处用剪刀顺破口向血管少的部位延长,娩出胎儿。用卵圆钳夹子宫创缘,仔细止血。检查输尿管、膀胱、宫颈和阴道有无损伤。

(2)子宫下段横行破口修补:一般下缘已缩至较深部位,与膀胱界限不易分辨,仔细找到破口上下缘并用艾利斯钳夹提起,用弯血管钳提起膀胱腹膜反折,检查有无膀胱损伤。并沿子宫破口下缘稍作游离轻轻推开膀胱,以免缝合损伤及膀胱。如为瘢痕裂开者需先修剪瘢痕后再缝合,缝合时一定要对齐。以2号肠线行全层连续缝合第一层,第二层行连续褥式包埋缝合,拉紧缝线,保证破口封闭良好。最好用膀胱反折腹膜将切口包埋。

(3)子宫下段两侧破口:修补方法同下段横行破口,但要注意缝合时勿伤及子宫血管及输尿管。输尿管的损伤多因解剖关系不清,而被血管钳钳夹、手术误扎,或被误切所致。如发生上述损伤,应及时发现,立即行输尿管吻合术。如缝合时刺破血管形成血肿,要及时剪开浆膜清除积血,彻底止血。

(4)阔韧带血肿:子宫破裂于子宫的侧面,伤及子宫大血管或分支,形成阔韧带内巨大血肿,需先打开阔韧带前后叶,游离子宫动脉上行支及其伴随的静脉进行结扎,避免钳夹损伤输尿管与膀胱。必要时行附件切除术。如果出血仍严重或血肿不断扩大而找不到明显的出血点时,可行髂内动脉结扎术。

(5)疑有感染:应做宫腔分泌物培养,后用甲硝唑冲洗宫腔、盆腹腔,放置引流管于后穹窿或下腹部进行引流。

第三节　羊水栓塞

羊水栓塞是分娩过程中或产后短期内羊水及其有形成分进入母体血液循环,引起肺栓塞、休克、弥散性血管内凝血及肾衰竭等一系列严重症状的综合征。临床上罕见,但病死率极高,多数羊水栓塞患者主要死于呼吸、循环衰竭,其次死于难以控制的凝血功能障碍。目前羊水栓塞的病因及发病机制尚不明确,也缺乏快速的特异性的诊断方法,主要是依据临床症状和体征的排除法诊断,由于羊水栓塞罕见且发病迅猛,早期识别和快速高效的团队流程化抢救是减少不良结局的关键。

【诊断要点】

1. 病史采集

(1)子宫收缩是否过强。

(2)是否有催产素应用不当情况。

(3)子宫存在血管开放情况,如子宫裂伤、子宫破裂、剖宫产手术时、前置胎盘、胎盘早剥等。

(4)滞产、过期妊娠、经产妇、巨大儿等。

2. 临床症状

(1)呼吸系统衰竭:胸闷、气短、呼吸困难、发绀、咳嗽等。

(2)循环系统衰竭:心率加快、血压下降、昏迷、休克。

(3)DIC 表现:全身多处出血及血不凝。

(4)症状不一定同时出现,也不一定按阶段出现。

3. 辅助检查

(1)腔静脉插管取血是最可靠的诊断,血中可见羊水成分如鳞状上皮、毳毛、头发等,或尸检心脏穿刺抽血及肺小动脉内找到羊水成分。

(2)血液检查符合 DIC 表现。

（3）床边胸片可见肺部有弥漫性、片状浸润影、沿肺门周围分布，伴右心扩大及轻度肺不张。

（4）晚期可有肾功能改变。

【治疗要点】

1. 急救处理 在采取基础措施的同时立即呼叫有经验的麻醉科医师到场进行有效的生命支持，如果有机会立即转入手术室。立即采取的措施包括：建立通畅的气道、正压面罩给氧，氧流量为每分钟 5～10L，维持血氧饱和度和血样的稳定，血氧饱和度应≥90％，动脉血氧分压≥65mmHg，以保证母儿重要器官的氧供给，尽早气管插管，这是抢救成功的关键之一。开放 2 个以上的静脉通路，液体复苏首选乳酸林格液，保持收缩压≥90mmHg。中心静脉置管对维持液体平衡和保证液体的输入有重要作用。当发生心搏骤停或危及生命的心律失常时，心肺复苏立即开始，必要时请有经验的急诊科医师协助，羊水栓塞孕妇若在出现症状后 4 分钟内开始复苏，其存活率约 50％，10 分钟以上开始复苏，其存活希望极低。药物治疗为抗过敏、纠正呼吸、循环功能衰竭和改善低氧血症、抗休克、防止 DIC 和肾衰竭发生。

2. 产科处理 若发生于胎儿娩出前，应积极改善呼吸、循环功能，防止 DIC，抢救休克，待好转后迅速结束分娩。在第一产程发病者剖宫产终止妊娠；第二产程发病者阴道助产，并密切观察子宫出血情况。若发生产后出血，经积极处理仍不能止血者，应行子宫切除，以减少胎盘剥离面开放的血窦出血，争取抢救时机。

【处方】

处方 1 抗过敏

氢化可的松 100～200mg 加入 5％～10％葡萄糖注射液 50～100ml，快速静脉滴注，再用 300～800mg 加入 5％葡萄糖注射液 250～500ml，静脉滴注，日量可达 500～1000mg。

或地塞米松 20mg 加入 25％葡萄糖注射液 20ml，静脉推注，后再加 20mg 于 5％～10％葡萄糖注射液 250ml，静脉滴注。

处方 2　解除肺动脉高压,改善低氧血症

盐酸罂粟碱:为首选药物,30～90mg 加入 10％～20％葡萄糖注射液 20ml,缓慢静脉推注,再将 100～200mg 加入 5％葡萄糖注射液 100ml 中,静脉滴注维持,每日用量不超过 300mg。

或阿托品 1mg 加入 10％～25％葡萄糖注射液 10ml,每 15～30 分钟静脉推注 1 次,直至面色潮红、症状缓解为止。心率＞120 次/分慎用。

或盐酸氨茶碱:250mg 加入 25％葡萄糖注射液 20ml 缓慢静推。

处方 3　升压药物

多巴胺 20mg 加入 5％～10％葡萄糖注射液 250ml,静脉滴注,开始以 20 滴/分,根据需要调整滴速,最大不超过 0.5mg/分钟。

或间羟胺 20～80mg 加入 5％葡萄糖注射液 250ml,静脉滴注,根据血压调整滴速。

处方 4　纠正酸中毒

首次可给 5％碳酸氢钠 100～200ml,以后根据动脉血血气分析及酸碱测定酌情给药。

处方 5　纠正心力衰竭

去乙酰毛花苷注射液 0.2～0.4mg 加入 10％葡萄糖注射液 20ml,静脉推注,必要时 4～6 小时重复给药。

处方 6　防治 DIC

肝素 25～50mg 加入 100ml 生理盐水,60 分钟内静脉滴注。或抗纤溶药:氨甲环酸 0.5～1.0g 加入 5％葡萄糖注射液 100ml,静脉滴注。

处方 7　预防肾衰竭

呋塞米 20～40mg,静脉注射;或 20％甘露醇 250ml,快速静脉滴注(10ml/分钟)。

【注意事项】

1. 羊水栓塞的发病机制尚不十分明确,还有待于进一步的研究。通常认为,羊水成分通过孕妇的子宫颈内静脉、胎盘附着部位、子宫的某些创伤部位等突然进入孕妇血循环,一方面引起机械性的阻塞,另一方面是母体对胎儿抗原及羊水成分的严重变态反应(过敏反应),产生一系列的内源性免疫介质导致的炎症反应性的肺血管床痉挛,快速引起肺动脉高压、右心功能衰竭、左心功能衰竭,进一步导致肺水肿、通气障碍、呼吸衰竭,临床表现为发绀、低血压、喘憋、昏迷甚至心搏骤停。羊水中含有大量的促凝物质,这些促凝物质和炎症介质还引起孕妇体内血小板聚集、血管内皮细胞损伤、DIC,消耗大量凝血因子,引起孕产妇严重出血。

2. 羊水栓塞通常发生于分娩过程中或产后短时间内,包括羊膜腔穿刺术、子宫颈环扎术拆线、手取胎盘术、中期引产分娩时,最迟可发生于产后 12 小时内。约一半的患者可有非特异性前驱症状,如焦虑、麻木、恶寒、头晕、惊恐感、胸痛、恶心、呕吐、咳嗽等,前驱症状与羊水栓塞发生之间的时间间隔,从即刻到 4 小时不等,在临床观察中要特别重视上述症状。如果羊水栓塞发生在胎儿娩出前,多数会有无法解释的严重胎儿心率异常(胎儿心动过缓等)的表现。

3. 依据首发表现的不同,羊水栓塞分为两种类型:第一种类型的首发表现为急性肺动脉高压,即在产程中或胎儿娩出后出现喘憋、呼吸困难、发绀、血压下降、意识丧失、昏迷,甚至很快死亡;第二种类型的首发表现为无原因的胎儿娩出后即刻大量产后出血,为不凝血,随后缓慢出现低氧血症、血压下降、淡漠等症状,如果处理不及时很快出现意识丧失、昏迷、心搏骤停等。第一种类型容易诊断,符合羊水栓塞的典型表现,第二种类型由于其首发表现为产后大量出血,容易误诊为宫缩乏力性产后出血,造成诊断和处理的延迟。胎儿娩出前以第一种类型为主要特征,胎儿娩出后以第二种类型及出血和凝血功能障碍为首发表现。

4. 羊水栓塞发生在胎儿娩出前者,应积极改善孕妇呼吸循环功能、防治 DIC 及抢救休克,病情好转后迅速终止妊娠。宫口未开全者,宜行剖宫产术,盆腔留置引流管,便于观察出血情况。宫口已开全者行产钳或胎吸助产。无论何种分娩方式均应做好新生儿窒息的复苏准备。产后密切注意子宫出血情况。对凝血功能不良导致大量出血者,在纠正凝血功能的同时,宜尽早行全子宫切除术。子宫的血窦及静脉内可能有大量羊水及有形成分,尸检亦证实50%的子宫标本内有羊水的有形成分。因此,子宫强烈的收缩就可能使羊水及有形成分继续进入血液循环,及早行全子宫切除术,即可去除致病因子,阻断羊水成分减少了一个产后发生产后出血的主要器官。行全子宫切除,还可以防止宫颈残端出血。由于手术常在休克或使用肝素等情况下进行,为防止二次手术大发生,术中缝合一定要严密,止血必须彻底,创面可放置凝血酶,以防术后出血。术后放置腹腔引流管,以观察腹腔内渗血情况。另外,当机体处于严重缺血、缺氧时,子宫对宫缩药敏感性下降,因而使用宫缩药效果差,另一方面,强力的宫缩有可能将羊水继续挤入血液循环的危险。因此,对宫缩药的使用目前尚有争议,要慎重使用。

第四节 产后出血

阴道分娩后出血量≥500ml或剖宫产分娩后出血量≥1000ml即为产后出血。不管是阴道分娩或手术后,只要出血量≥1000ml即称为严重产后出血。经子宫收缩药、持续性子宫按摩或按压等保守措施无法止血、需要外科手术、介入治疗甚至切除子宫的严重产后出血称为难治性产后出血。产后出血是我国孕产妇死亡的首要原因。绝大多数产后出血所导致的孕产妇死亡是可避免或创造条件可避免的,其预防、早期诊断和正确的处理都非常关键。产后出血的处理强调多学科团队协作。

【诊断要点】

1. 病因及高危因素 产后出血的四大原因是子宫收缩乏力、

产道损伤、胎盘因素和凝血功能障碍，四大原因可以合并存在，可以互为因果，每种原因又包括相应的病因和高危因素。

(1)子宫收缩乏力：子宫收缩乏力是产后出血最常见的原因。胎儿娩出之后，子宫肌正常的收缩和缩复能有效地压迫肌束间的血管，这是防止产后出血过多最有效的自我止血方式。任何影响子宫收缩和缩复功能的因素可能导致子宫收缩乏力性产后出血。子宫收缩乏力包括以下高危因素。

①全身因素：产妇体质虚弱、合并慢性全身性疾病或精神紧张等。

②药物因素：过度使用麻醉药、镇静药或宫缩抑制药等。

③产程因素：急产、产程延长或滞产、试产失败等。

④产科并发症：子痫前期等。

⑤羊膜腔感染：胎膜破裂时间长、发热等。

⑥子宫过度膨胀：羊水过多、多胎妊娠、巨大儿等。

⑦子宫肌壁损伤：多产、剖宫产、子宫肌瘤剔除术后等。

⑧子宫发育异常：双子宫、双角子宫、残角子宫等。

(2)软产道损伤：任何可能导致会阴、阴道、子宫颈或子宫损伤的医源性或非医源性因素都可能导致产后出血的发生，软产道损伤形成血肿则是一种隐性出血。各种软产道损伤的高危因素如下。

① 宫颈、阴道或会阴裂伤、急产、手术产、软产道弹性差、水肿或瘢痕等。

②剖宫产子宫切口延伸或裂伤、胎位不正、胎头位置过低。

③ 子宫破裂手术史。

④ 子宫内翻多产次、子宫底部胎盘、第三产程处理不当。

(3)胎盘因素：高危因素如下。

①胎盘早剥：妊娠期高血压疾病、腹部外伤、仰卧位低血压综合征等。

②前置胎盘：多次人工流产、多产、产褥感染、瘢痕子宫等。

③胎盘植入：多次人工流产、剖宫产史、子宫内膜炎、蜕膜发育不良等。

④胎盘滞留：宫缩乏力、膀胱膨胀、胎盘剥离不全、胎盘嵌顿等。

（4）凝血功能障碍：产妇发生凝血功能障碍原因包括妊娠合并血液系统疾病、妊娠合并肝脏疾病、产科合并症引起的 DIC、抗凝治疗等。高危因素如下。

①血液系统疾病：遗传性凝血功能疾病、血小板减少症等。

②产科并发症：重度子痫前期、胎盘早剥、死胎、羊水栓塞、败血症等。

③肝脏疾病：重症肝炎、妊娠期急性脂肪肝等。

④抗凝治疗：心脏换瓣术后长期口服华法林等。

2. 出血量的测量和估计

（1）称重法：失血量（ml）＝［胎儿娩出后接血敷料湿重（g）－接血前敷料干重（g）］/1.05（血液相对密度 g/ml）。根据此法，可以准确地评估出血量，但该方法操作烦琐，实际操作可行性小，而且敷料被颜色浸湿后将无法准确估计出血量。但是对于产后的患者，可以通过称重产垫的重量变化来评估产后出血量，但称重法在估计产后显性出血量时应用较多。

（2）容积法：用产后接血容器收集血液后，放入量杯测量出血量，该法与称重法一样，对于混有羊水时，其测量值则不准确。临床上主要用于阴道分娩过程中，第二产程结束后在产妇的臀下置一接血器，计算产时出血量。

（3）休克指数法：休克指数＝脉率/收缩压（mmHg）。根据休克指数估计失血量见表 4-1。应用休克指数法评估产后出血方便、快捷，可以第一时间粗略估计出血量，尤其是未做失血量收集、外院转诊产妇的失血量估计及隐匿性产后出血，根据休克指数以及患者的症状、生命体征，可以快速做出产后出血的诊断。

表 4-1　休克指数与估计失血量

休克指数	估计失血量	占血容量的比例(%)
<0.9	<500	<20
1.0	1000	20
1.5	1500	30
2.0	≥2500	≥50

(4)血红蛋白变化:血红蛋白每下降 10g/L,累计失血量 400~500ml,红细胞计数下降 $10 \times 10^{12}/L$。但产后出血早期,由于血液浓缩,血红蛋白值常不能准确反映实际出血量,对于有溶血的患者或 DIC、大量补液的患者,血红蛋白值也不能准确反映实际出血量。

(5)面积法:按事先测量了的血液浸湿纱布、消毒巾的面积计算出血量,如 10cm×10cm 纱布浸湿后含血量为 10ml,15cm×15cm 纱布浸湿后含血量为 15ml 等。由于不同质地的纱布或消毒巾吸水能力的不同及浸湿范围的不均匀等因素,此法测量的出血量只是一个大概的估计值。

(6)生命体征法:可参考 Benedetti 出血程度的分级标准,见表 4-2。

表 4-2　Benedetti 出血程度分级

	Ⅰ级	Ⅱ级	Ⅲ级	Ⅳ级
出血量(%)	15	20~25	30~35	40
脉搏(次/分)	正常	100	120	140
收缩压(mmHg)	正常	正常	70~80	60
平均动脉压(mmHg)	80~90	80~90	50~70	50
组织灌注	直立性低血压	外周血管收缩	面色苍白、烦躁、少尿	虚脱、无尿、缺氧

【治疗要点】

1. 产后出血的预防

(1)加强产前保健:产前积极治疗基础疾病,充分认识产后出血的高危因素,高危孕妇尤其孕妇是凶险性前置胎盘、胎盘植入者应于分娩前转诊到有输血和抢救条件的医院分娩。

(2)积极处理第三产程

①预防性使用子宫收缩药,是预防产后出血最重要的常规推荐措施,首选缩宫素。头位胎儿娩出前肩娩出后、胎位异常胎儿全身娩出后、多胎妊娠最后一个胎儿娩出后,予缩宫素 10U 加入 500ml 液体中以每小时 100～150ml 静脉滴注或缩宫素 10U 肌内注射。预防剖宫产产后出血还应考虑应用卡贝缩宫素,其半衰期长(40～50 分钟),起效快(2 分钟),给药简便,100μg 单剂静脉推注可减少治疗性缩宫药的应用,其安全性与缩宫素相似。如果缺乏缩宫素,也可选择使用麦角新碱或米索前列醇。

②延迟钳夹脐带和控制性牵拉脐带。最新的研究证据表明,胎儿娩出后 1～3 分钟钳夹脐带对胎儿更有利,应常规推荐。仅在怀疑胎儿窒息而需要及时娩出并抢救的情况下才考虑娩出胎儿后立即钳夹并切断脐带。控制性牵拉脐带以协助胎盘娩出并非预防产后出血的必要手段,仅在接生者熟练牵拉方法且认为确有必要时选择性使用。

③预防性子宫按摩。预防性使用宫缩剂后,不推荐常规进行预防子宫按摩来预防产后出血。但是,接生者应该在产后常规触摸宫底,了解子宫收缩情况。

(3)产后观察:产后 2 小时,有高危因素者产后 2 小时是发生产后出血的高危阶段,密切观察子宫收缩情况和出血量变化,产妇应及时排空膀胱。

2. 产后出血的处理

(1)一般处理:产后出血的抢救强调多学科的团队协作。发生产后出血时,应在寻找出血原因的同时进行一般处理,包括向有经验的助产士、上级产科医师、麻醉医师等求助；通知血库和检验科做好准备；建立双静脉通路，积极补充血容量；进行呼吸管理，保持气道通畅，必要时给氧；监测出血量和生命体征；留置尿管，记录尿量；交叉配血；进行基础的实验室检查，如血常规、凝血功能、肝肾功能检查等并动态检测。

（2）止血处理

① 子宫收缩乏力：子宫按摩或压迫止血；宫缩药止血；宫腔填塞止血，包括水囊压迫填塞和纱条填塞；子宫压迫缝合；盆腔血管结扎，包括子宫动脉结扎和髂内动脉结扎；经导管动脉栓塞；子宫切除。

② 胎盘滞留宫腔，第三产程延长，有活动性出血，应行阴道检查，将已剥离或部分剥离的胎盘取出，若分离困难且不可强行剥离，警惕胎盘植入。

③ 软产道裂伤：缝合裂伤、清除血肿；恢复子宫解剖位置；子宫下段破裂需尽快开腹探查并手术处理。

④ 凝血功能障碍：补充凝血因子，如新鲜冰冻血浆、冷沉淀、凝血酶原复合物、血小板等。

⑤ 子宫内翻：子宫内翻确诊后应立即处理，首先纠正一般状况，纠正神经性及失血性休克，可予积极输液、输血及止痛药，并予抗生素预防感染，待全身情况改善好，立即复位。

【处方】

处方 1 宫缩药止血

麦角新碱 0.2mg，肌内注射。

或缩宫素 10U，肌内注射或子宫肌层注射或宫颈注射，以后 10～20U 加入 500ml 晶体液中静脉滴注，常规速度为每小时 250ml，24 小时总量应控制在 60U 内。

或卡贝缩宫素 100μg，静脉注射。

或卡前列腺素氨丁三醇（欣母沛）250μg，深部肌内注射或子宫肌层注射，总量不超过 2000μg。

或米索前列醇 $200\sim600\mu g$，顿服或舌下含服或直肠给药。

或卡前列甲酯栓 1mg，置于阴道后穹窿。

处方2 止血药物

氨甲环酸 $0.25\sim0.5g$，静脉滴注或静脉注射，24小时 $0.75\sim2g$。

【注意事项】

1. 产科合理输血

(1)输血指征：血红蛋白水平＞100g/L 可不考虑输注红细胞；而血红蛋白水平＜60g/L 几乎都需输血；血红蛋白水平＜70g/L 应考虑输血；如果出血较为凶险且出血尚未完全控制或继续出血的风险较大，可适当放宽输血指征。

(2)如何正确评估出血量：病程早期血红蛋白和血细胞比容不能反应失血量，失血早期可正常。失血量＞20%，早期休克，常无症状；失血量＞30%，明显休克，症状不明显；失血量＞40%，重度休克，明显症状；产后出血因代偿能力常被忽略，同时大量的科研结论均提示临床医生对出血量估计比实际出血量少估计 $30\%\sim50\%$，故建议超估。大量输血指成人患者在＜24小时输注红细胞悬液$\geqslant$18U，或＜24小时输注红细胞悬液$\geqslant$0.3U/kg。

(3)产后大输血的流程：联系人员、建立通道、止血、血液检测、输血，保持血红蛋白＞70g/L，血小板＞75×10^9/L，保持纤维蛋白原＞1g/L，避免 DIC。止血复苏强调在大量输注红细胞时，早期、积极的输注血浆及血小板以纠正凝血功能异常，无需等待凝血功能检查结果。建议红细胞、血浆、血小板以 1:1:1 的比例输注。即 10U 红细胞悬液＋1000ml 新鲜冰冻血浆＋1U 机采血小板。

(4)凝血功能障碍的处理

① 血小板计数：治疗目标是维持血小板计数在 50×10^9/L 以上。

② 新鲜冰冻血浆：保存了血液中所有的凝血因子、血浆蛋白、

纤维蛋白原。应用剂量为 10～15ml/kg。

③ 冷沉淀:如纤维蛋白原水平高于 1.5g/L 不必输注冷沉淀。冷沉淀的常用剂量为 1～1.5U/kg。

④ 纤维蛋白原:输入纤维蛋白原 1g 可提升血液中纤维蛋白原 0.25g/L,1 次可输入纤维蛋白原 4～6g/L。补充凝血因子的主要目标是维持凝血酶原时间及活化凝血酶原时间均<1.5 倍平均值,并维持纤维蛋白原水平在 1g/L 以上。

2. 产后出血的处理分为预警期、处理期和危重期 分别启动一级、二级和三级急救方案。产后 2 小时出血量>400ml 为预警期,应迅速启动一级急救处理,包括迅速建立两条静脉通路、吸氧、监测生命体征和尿量、向上级医护人员求助、交叉配血,同时积极寻找出血原因并进行处理;如果继续出血,应启动相应的二、三级急救措施。二级急救处理针对病因治疗,子宫收缩乏力时按摩及双合诊按压子宫,并积极应用强效缩宫素,亦可采用球囊或纱条填塞宫腔,子宫压迫缝合术,子宫血管结扎术等。因为胎盘因素引起的出血应人工剥离胎盘、清宫,胎盘植入者可采用保守性手术治疗,必要时切除子宫。三级急救处理强调多学科团队协作抢救,继续抗休克和病因治疗,早期输血及止血复苏、呼吸管理、容量管理以及 DIC 的治疗。

3. 产后出血的非药物治疗

(1)宫腔填塞术:有宫腔球囊压迫和宫腔纱条填塞两种方法,阴道分娩后宜选用水囊压迫,剖宫产术中可选用水囊或纱条填塞。宫腔填塞术后应密切观察出血量、子宫宫底高度、生命体征变化等,动态监测血红蛋白、凝血功能状况,以避免宫腔积血,水囊或纱条放置 24～48 小时后取出,注意预防感染。

(2)子宫压迫缝合术:最常用的是 B-Lynch 缝合术,适合于子宫收缩乏力、胎盘因素和凝血功能异常性产后出血,子宫按摩和宫缩药无效并有可能切除子宫的患者。先试用两手加压,观察出血量是否减少以估计 B-Lynch 缝合术成功可能性,应用可吸收线缝合术。B-Lynch 缝合术并发症的报道较为罕见,但有感染和组织坏死的可能,应掌握手术适应证。除此之外,还有多种改良的子宫缝合术技术如方块缝合等。

(3)盆腔血管结扎术:包括子宫动脉结扎和髂内动脉结扎,子宫血管结扎术适用于难治性产后出血,尤其是剖宫产术中子宫收缩乏力或胎盘因素的出血,经宫缩药和按摩子宫无效,或子宫切口撕裂而局部止血困难者。推荐实施 3 步血管结扎术法:即双侧子宫动脉上行支结扎;双侧子宫动脉下行支结扎;双侧卵巢子宫血管吻合支结扎。髂内动脉结扎术手术操作困难,需要对盆底手术熟练的妇产科医师操作。适用于子宫颈或盆底渗血、子宫颈或阔韧带出血、腹膜后血肿、保守治疗无效的产后出血,结扎前后需准确辨认髂外动脉和股动脉,必须小心,勿损伤髂内静脉,否则可导致严重的盆底出血。

(4)经导管动脉栓塞术:此方法适用于有条件的医院。适应证:经保守治疗无效的各种难治性产后出血(包括子宫收缩乏力、产道损伤和胎盘因素等),孕产妇生命体征稳定。禁忌证:生命体征不稳定、不宜搬动的患者;合并有其他脏器出血的 DIC;严重的心肝肾和凝血功能障碍;对造影剂过敏者。

(5)子宫切除术:适用于各种保守性治疗方法无效者。一般为子宫次全切除术,如前置胎盘或部分胎盘植入子宫颈时行子宫全切除术。操作注意事项:由于子宫切除时仍有活动性出血,故需以最快的速度"钳夹、切断、下移",直至钳夹至子宫动脉水平以下,然后缝合打结,主要避免损伤输尿管。对子宫切除术后盆腔广泛渗血者,可用大纱条填塞压迫止血并积极纠正凝血功能障碍。

第5章

产褥期疾病

第一节 产褥感染

产褥感染指分娩及产褥期生殖道受病原体侵袭,引起局部或全身感染,其发病率为6%。产褥病率指分娩24小时以后的10日内,每日测量体温4次,间隔时间4小时,有2次体温≥38℃(口表)。产褥病率常由产褥感染引起,但也可由生殖道以外感染如急性乳腺炎、上呼吸道感染、泌尿道感染、血栓性静脉炎等原因所致。产褥感染与产后出血、妊娠合并心脏病及严重的妊娠期高血压疾病,是导致孕产妇死亡的四大原因。

【诊断要点】

发热、疼痛、异常恶露是三大主要症状。

1. 产后发热 产褥早期发热的最常见原因是脱水,但在2～3日低热后突然高热,应考虑感染可能。

2. 疼痛 注意疼痛部位和伴发症状,如会阴侧切伤口疼痛,常影响产妇活动,不能取坐位,伴会阴切口周围出现红肿热痛;子宫感染出现下腹痛时,常伴恶露异味,子宫体压痛,产后血栓性静脉炎,产后1～2周发病,间或出现下肢疼痛。

3. 体格检查 子宫复旧较差,子宫底有压痛,恶露浑浊伴有臭味,延及子宫周围结缔组织时,宫旁一侧或两侧结缔组织增厚、压痛和(或)触及炎性包块,严重者整个盆腔形成"冰冻骨盆"。炎症继续发展,扩散至子宫浆膜,形成盆腔腹膜炎。继而发展成弥漫性腹膜炎,全身中毒症状明显,高热、恶心、呕吐、腹胀,检查时下腹部明显压痛、反跳痛。有下肢血栓性静脉炎局部静脉压痛或触及索状块物,血液回流受阻,引起下肢水肿,皮肤发白,俗称"股白肿"。

4. 辅助检查

(1)感染指标增高:表现为降钙素原、C 反应蛋白、白细胞计数增高。

(2)中段尿常规及培养:阴性者排除尿路感染。

(3)高热或寒战者做血培养及药敏试验。

(4)子宫有压痛者,取宫腔分泌物做细菌培养基药敏试验。

(5)怀疑有脓肿形成者做超声检查以明确脓肿大小、位置等。

(6)怀疑有下肢血栓性静脉炎,超声多普勒可测下肢血管血流图。

5. 其他 排除上呼吸道感染、泌尿系感染、急性乳腺炎及产褥期中暑。

【治疗要点】

针对不同的感染疾病,个体化治疗。

1. 支持治疗 加强营养,并补充足够维生素,增强全身抵抗力,纠正水、电解质紊乱。取半卧位,利于恶露引流或使炎症局限于盆腔。

2. 药物治疗 应用有效抗生素治疗,积极控制感染。血栓性静脉炎,在应用大量抗生素同时可考虑加用肝素治疗。

3. 手术治疗 如清除宫腔残留物,脓肿切口引流,严重的子宫感染可能需切除子宫。

【处方】

处方 1 病情较轻者,选用下列抗菌药物口服。

头孢氨苄 0.375g,3 次;或罗红霉素 0.15g,2 次;或左氧氟沙星 0.5g,2 次;或甲硝唑 0.2g,3 次。

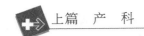

处方2　病情较重或口服效果不佳者需静脉用药,"(1)和(2)"选一组即可。

(1)0.9％氯化钠注射液	250ml	静脉滴注,每12小时1次,4～7日(青霉素皮试阴性)
青霉素	400万U	
5％葡萄糖注射液	250ml	静脉滴注,每8小时1次,4～7日
庆大霉素8万U		
5％葡萄糖注射液	250ml	静脉滴注,每日1次,4～7日
甲硝唑1.0g		
(2)5％葡萄糖注射液	250ml	静脉滴注,每12小时1次,4～7日
头孢唑啉钠	3.0g	
5％葡萄糖注射液	250ml	静脉滴注,每小时1次,4～7日
甲硝唑	1.0g	

处方3　青霉素皮试阳性者选用

0.9％氯化钠注射液	250ml	静脉滴注,每8小时1次,4～7日
林可霉素	600mg	
5％葡萄糖注射液	500ml	静脉滴注,每日1次,4～7日
红霉素	600mg	

处方4　细菌培养或临床怀疑为厌氧菌者,可选用琥珀酸氯霉素

琥珀酸氯霉素　2.0g,静脉滴注,每8小时1次。

处方5　血栓性静脉炎,在应用大量抗生素的同时可加用肝素。

5％葡萄糖注射液	500ml	静脉滴注,每6小时1次(体温下降后改为每日2次),连用4～7日,如无效,需进一步检查有无脓肿存在
肝素	50mg	

【注意事项】

1. 产后发热的原因

(1)子宫内膜炎。

(2)肺炎或肺不张。

(3)泌尿系感染。

(4)伤口感染。

(5)下肢深静脉血栓形成、肺栓塞或血栓性静脉炎。

(6)断奶乳房肿胀或乳腺炎。

(7)药物热或抗生素热,一般发生在用药 7～10 日,血常规或体检无异常,有时伴有皮疹,停药 48～72 小时退热。

2. 抗生素应用时需注意以下问题

(1)抗生素治疗必须严格遵循抗生素使用原则,按照适应证合理使用。临床症状、细菌学诊断和药敏试验可作为选药的重要参考。但严重感染的患者,可不必等细菌培养及药敏试验,直接选用足量广谱高效抗生素。

(2)由于产褥感染常为需氧菌与厌氧菌混合感染,应以 2～3 种药物联合应用为宜。重症时更应根据药物的半衰期选择用药时间。

(3)注意疗效观察:一般抗生素使用达 24～48 小时,临床和实验室检查显示药效不好或病情恶化时,应换药,首选广谱高效抗生素。注意体温、血象及全身情况的变化,警惕并发症或内科合并症同时存在。

(4)抗生素使用待体温正常后可继续用药 48 小时,如曾有脓肿形成应继续用药 7 日。

3. 如产后发热经高效广谱抗生素治疗 48～72 小时,出现以下征象应予重视:

(1)体温持续不下降,血白细胞计数升高,中性粒细胞升高及全身中毒症状明显,提示有盆腔脓肿形成,结合妇科检查和超声检查明确诊断,根据脓肿部位可行后穹窿或经腹壁切开引流,如手术中发现有子宫肌壁间多发性脓肿形成者,必要时做全子宫切除,但需慎重,力求避免。

(2)若血栓静脉炎不断有化脓性血栓播散,则可考虑结扎卵巢静脉或子宫静脉或下肢静脉。

(3)若体温持续不退,并出现午后低热、潮热、乏力、体重减轻等症状,应高度警惕盆腔结核的可能。在结合相应的实验室检查,可行抗结核治疗。如轻易行盆腔结核脓肿切开引流,则可引起结核播散,手术切口愈合不良。

第二节　晚期产后出血

晚期产后出血是指分娩 24 小时以后,在产褥期内发生的子宫大量出血,以产后 1～2 周发病最常见。

【诊断要点】

1. 分娩 24 小时后,反复或突然阴道大量流血,阴道出血时间、出血形式和出血量,因病因不同而异。胎盘胎膜残留、蜕膜残留引起的阴道流血多在产后 10 日发生。胎盘附着部位复旧不良常发生在产后 2 周左右。剖宫产子宫切口裂开或愈合不良所致的阴道出血,多在术后 2～3 周发生,常常是子宫突然大量出现,可导致失血性休克。

2. 妇科检查可发现子宫复旧不全,大而软,宫口松弛,宫颈口有残留组织或血块堵住。

3. 辅助检查

(1)血常规:了解贫血、感染情况。

(2)B 型超声检查:了解子宫大小、宫腔有无残留物及子宫切口预后情况。

(3)病原菌和药敏试验:宫腔分泌物培养、发热时行血培养,选择有效广谱抗生素。

(4)血 HCG 测定:有助于排除胎盘及绒毛膜癌。

(5)病理检查:宫腔刮出物或切除子宫标本,应送病理检查。

【治疗要点】

以病因治疗为主,辅助加强宫缩、支持治疗、输血治疗、抗炎治疗。

1. 疑有宫腔残留 超声检测下行清宫术,须手法轻柔,避免搔刮子宫切口,以防子宫穿孔。刮出物应送病理检查,以明确诊断。术后继续给予抗生素及子宫收缩药。

2. 胎盘植入 监测感染,使用抗生素,可选用化疗药物辅助治疗,如氨甲蝶呤,但治疗效果有争议,必要时需切除子宫。

3. 疑为子宫切口愈合不良 经保守治疗后仍反复阴道流血,或再次发生大出血者均应手术治疗,若切口周围组织坏死范围小,炎症反应轻微,可行清创缝合及髂内动脉、子宫动脉结扎止血或行髂内动脉栓塞术。若组织坏死范围大,酌情做子宫切除。

4. 子宫动静脉瘘 应尽早行双侧血管介入栓塞治疗。

5. 子宫切口憩室 可进行保守或手术治疗,其中保守治疗主要是使用激素治疗,手术方式可选择经阴道手术、宫腔镜、腹腔镜及开腹手术。

6. 肿瘤引起的阴道流血 应按肿瘤性质、部位做相应处理。

【处方】

处方 1 用药抗炎治疗

0.9%氯化钠注射液 100ml
头孢唑啉钠 2.0g
静脉滴注,每 12 小时 1 次

奥硝唑注射液 500mg,静脉滴注,每日 1 次。

处方 2 用于止血治疗

5%葡萄糖注射液 500ml
酚磺乙胺(止血敏)2.0g
静脉滴注,每日 1 次

或5%葡萄糖注射液 500ml
氨甲环酸(速宁) 1.0～2.0g
静脉滴注,每日 1 次

处方 3 促进子宫收缩

5%葡萄糖注射液	250ml	静脉滴注,每日1次
缩宫素	20U	

益母草 2ml,肌内注射,每日1次。

【注意事项】

1. 晚期产后出血的病因

(1)胎盘胎膜残留、植入胎盘胎膜残留:宫腔内的残留胎盘组织发生变性、坏死、机化,形成胎盘息肉。当坏死的组织脱落时,暴露基底血管,引起大量出血。蜕膜残留:如有大面积的蜕膜延迟脱落,影响子宫复旧,继发子宫内膜炎症,可造成晚期产后出血。胎盘植入:当胎盘坏死时,基底部血管暴露可引起子宫大量出血。

(2)子宫复旧不全:由于宫腔感染,胎盘附着面复旧不全,导致胎盘面血栓脱落,血窦重新开放导致子宫出血,多发生在产后2~3周。

(3)子宫切口感染、溃疡:同解剖因素、切口位置选择不当、缝合技术欠佳及感染因素均有关。

(4)子宫切口裂开:多在剖宫产术后2周左右,突然发生阴道大量流血,患者往往无产后感染的症状及体征。子宫下段横切口左侧角及中间裂开略多见,另外也有发生于右侧角及全裂开的情况。

(5)子宫动静脉瘘:子宫动静脉瘘可分为先天性及后天性。先天性子宫动静脉瘘是由于胚胎期原始的血管结构发育异常所致。后天性子宫动静脉瘘主要与创伤、感染,以及肿瘤等多种因素有关,其病理改变为创伤的子宫动脉分支与肌层静脉之间连通,基本血流动力学改变使异常的连通,局部血液循环阻力下降,血流速度明显增快,血流量异常增大。

(6)子宫憩室:当子宫肌层受损愈合不良时,可出现腔隙,形成憩室。

(7)感染因素:子宫内膜炎多有胎膜早破、产程延长、宫腔操作、阴道炎等病史,发病后伴发热、腹痛,恶露有异味,白细胞计数升高等,多见于产后 1 周左右。

(8)其他因素:产妇严重贫血、重度营养不良、合并子宫肌瘤、产后绒癌、血友病或遗传性凝血障碍疾病等。

2. 对剖宫产切口的选择和缝合要求

(1)切口大小及位置高低的选择要适当,切口子宫前,要扶正子宫,并尽量做到切口大小适宜,一般为 10cm 左右。在切口延至两侧时应稍弧形向上,以防止取胎头时撕裂切口。切口位置选择也很重要,如切口过低接近子宫颈时,该处主要为纤维组织组成,血液供应差,不利于切口愈合;如切口过高,由于上下切缘厚薄不一,缝合时不易对合,也影响切口愈合。

(2)良好的缝合技术对切口的愈合也至关重要。术时应看清解剖关系,按层次顺序缝合,避免过多重复的动作,以减少组织的损伤及出血。缝合时应注意以下几点。

①不使缝线裸露内膜,线结不宜过多。

②正确对合子宫切口,离切口边缘 0.5～1.0cm,针距 1.0～1.5cm,下缘出针部位要略远一些,这样更有利于切口的对合,避免产生继发性子宫憩室。

③缝线松紧适中,达有效关闭切缘血窦即可,避免过紧,以免影响血液循环或切割组织造成针眼出血。

④止血要彻底,切口端有撕裂出血时,尽量使退缩的血管显露,并准确钳夹缝扎,不宜将大块组织缝合在内或缝线过多,否则以后导致血液循环不良。

⑤操作轻柔、准确、迅速。子宫切口创缘不可用有齿钳随意钳夹压挫。手术时间不宜超过 1 小时为宜。

第三节 产褥期抑郁症

产褥期抑郁症指产褥期间出现抑郁症状,是产褥期精神综合征最常见的一种类型。主要表现为持续和严重的情绪低落及一系列证候,如动力减低、悲观等,甚至影响新生儿的照料能力。通常在产后 2 周内出现症状。

【诊断要点】

1. 临床表现

(1)情绪改变:心情压抑、沮丧、情绪淡漠、不愿见人或不愿与人交流等情绪低下表现,或表现为恐惧、焦虑、哭闹、易怒等情绪过激表现。

(2)自我评价过低:自暴自弃、自罪感,与周围亲人关系不协调,甚至充满敌意。

(3)生活态度消沉:对生活缺乏信心,觉得生活无意义,出现厌食、睡觉障碍、易疲劳、性欲减退,严重者甚至绝望或有自杀倾向。

(4)精神神志改变:个别患者出现嗜睡、昏睡或精神错乱等精神神志改变。

2. 诊断　产褥期抑郁症至今尚无统一的诊断标准。美国精神病学会(1994)在≪精神疾病的诊断与统计手册≫一书中,制定了产褥期抑郁症的诊断标准(表 5-1)。

表 5-1　美国精神病学会(1994)制定的产褥期抑郁症的诊断标准

1. 在产后 2 周内出现下列 5 条或 5 条以上的症状,首先必须具备(1)和(2)两条

(1)情绪抑郁

(2)对全部或多数活动明显缺乏兴趣或愉悦感

(3)体重显著下降或增加

(4)失眠或睡眠过度

(5)精神运动性兴奋或阻滞

(6)疲劳或乏力

（续　表）

（7）遇事皆感觉毫无意义或有自罪感

（8）思维能力减退或注意力涣散

（9）反复出现死亡想法

2. 在产后 4 周内发病

产褥期抑郁症诊断困难,产后常规进行自我问卷调查对早期发现和诊断很有帮助。

【治疗要点】

产褥期抑郁症应选择心理治疗和药物治疗相结合的方法治疗。药物应选用不进入乳汁的抗抑郁药,以免影响乳儿。首选 5-羟色胺再吸收抑制药。

【处方】

处方 1　盐酸帕罗西汀,起始量和有效量为 20mg,每日 1 次,早餐时服,2～3 周后,如疗效不好且副作用不明显,可以 10mg 递增,最大剂量 50mg。

或盐酸舍曲林 50mg 口服,每日 1 次,与食物同服。数周后增至每日 100～200mg。常用剂量为每日 50～100mg,最大剂量为每日 150～200mg(此剂量不得连续应用超 8 周以上)。

处方 2　阿米替林,起始量 25mg,每日 2～3 次,逐渐增至150～250mg,分 3 次口服,最高剂量 1 日不超过 300mg,维持量每日 50～150mg。

【注意事项】

1. 分娩至产褥 7 日内发生一过性哭泣、不安、轻度情绪紊乱、易疲乏,并伴有焦虑等症状为产后抑郁,通常病情短,不需特殊的药物治疗,预后良好。

2. 心理治疗即通过心理咨询,以解除致病的社会心理因素(如婚姻关系不良、想生男孩却生女孩、既往有精神障碍史等)。

对产妇多加关心和照顾,尽量调整好家庭中的各种关系,指导其养成良好的睡眠习惯。

3. 产褥期抑郁症患者预后良好,约 70％患者于 1 年内治愈,仅极少数患者持续 1 年以上,但再次妊娠复发率约 20％,且可能对第二代的认知能力有一定的影响。

第四节　产后尿潴留

产后尿潴留是产科常见并发症之一,指产后 6～8 小时后膀胱有尿而不能自行排出,可诱发尿路感染,膀胱过多充盈会影响子宫收缩,往往是产后出血的诱因。

【诊断要点】

1. 病因

(1)产后会阴侧切或会阴创伤性疼痛,导致产妇精神紧张,不敢用力排尿,或者担心会阴伤口发生感染,在有尿意的情况下仍不愿排尿,膀胱内尿液充盈,张力和感觉明显减退,引起尿道括约肌痉挛,增加排尿阻力。

(2)在分娩过程中,胎先露压迫膀胱,导致膀胱黏膜水肿、充血及肌张力降低。

(3)硬膜外麻醉者,术后使用止痛泵者。

(4)妊娠期高血压患者大量使用地西泮、硫酸镁等镇静和解痉药物,使患者的膀胱敏感性降低,不能够进行自行排尿。

(5)手术助产损伤支配排尿的副交感神经。

(6)腹壁由于妊娠期长期持久扩张后腹压下降,诱发尿潴留。

2. 临床表现　表现为有尿意但排尿困难;膀胱过多充盈,耻骨联合上方胀痛或持续腹痛,耻骨上方的下腹部膨隆,可及膀胱底部。导尿或超声测残余尿＞100ml。

【治疗要点】

产后 5 天内为多尿期,故产后应鼓励产妇尽早小便,如果出

现尿潴留,可采取以下措施:

(1)流水声诱导:利用条件反射缓和排尿抑制,或交替在杯中倒水,使患者产生条件反射,增加尿意。

(2)经常用温水清洗会阴部。

(3)按摩法或指压法:将手置于腹部膨隆处,向左右按摩 10～20 次,也可腹部按摩后再用温水冲洗尿道口。

(4)热水熏外阴法:患者取蹲位,将盛有热水的水盆置于阴部下方,利用水蒸气热力刺激尿道周围神经感受器促进排尿。

(5)针灸、理疗的应用:采用针灸刺穴的方法治疗能够促进患者排尿,主要的穴位有关元、中极、三阴交等。

(6)新斯的明:肌内注射 1mg,以兴奋膀胱逼尿肌促进排尿。

(7)排便诱导排尿:肛门注入开塞露刺激排尿。肛门括约肌与膀胱括约肌具有内在的协同作用,即排便腹压增加,肛门括约肌松弛,膀胱括约肌也松弛,尿液即可随之排出。

(8)上述方法无效时,可行无菌导尿术。

【处方】

处方 1　新斯的明 1mg,肌内注射,每日 1 次。

处方 2　坦洛新 0.2mg,口服,每日 1 次。

处方 3　5%葡萄糖注射液　　20ml ｜ 静脉注射,每日 1 次
　　　　间苯三酚　　　　　80mg ｜

【注意事项】

1. 尿潴留可发生于产程过程中或产后和术后,鼓励患者及时排尿非常重要,一旦发生尿潴留应果断给予无菌导尿,防止严重膀胱麻痹。

2. 导尿要注意第一次放尿不超过 1000ml,以免大量排尿导致腹压突降,引起患者血压下降,发生虚脱。此外,膀胱在短时间内减压会引起膀胱黏膜充血,引起血尿。固定好尿管,定期开放。保存导尿管通畅及清洁,保持患者的会阴部清洁,严密观察患者的体征变化,并适当给予抗生素预防感染。

第五节 产褥中暑

产褥期因高温环境使体内余热不能及时散发,引起中枢性体温调节功能障碍的急性热病,称为产褥感染,表现为高热、水电解质紊乱、循环衰竭和神经系统功能损害等。本病虽不多见,但起病急骤,发展迅速,处理不当能遗留严重后遗症,甚至死亡。

【诊断要点】

1. 原因 产妇体内在妊娠期间潴留相当多的水分,尤其在产褥早期,需要将这些多余的水分排出体外。除尿量明显增多外,产妇皮肤排泄功能旺盛,出汗是产妇散热的一种重要方式。但旧风俗习惯产妇怕"受风"而关门闭窗,深居室内,包头盖被,穿长袖衣裤,使居室和身体小环境处在高温、高湿状态,严重影响产妇出汗散热,导致体温调节中枢功能衰竭而出现高热、意识丧失和呼吸循环衰竭等中暑表现。

2. 临床表现

(1)中暑先兆:发病较急,发病前多有短暂的先兆症状,称中暑先兆。出现口渴、多汗、心悸、恶心、胸闷、四肢无力。

(2)轻度中暑:如中暑先兆未能及时处理,产妇体温开始升高,逐渐升高达 38.5℃,随后出现面色潮红、胸闷、出汗停止、皮肤干热、脉搏增快、呼吸急促、口渴、湿疹布满全身等临床表现,此为轻度中暑。

(3)重度中暑:产妇体温继续升高达 41~42℃,呈稽留热型,可出现面色苍白、呼吸急促、谵妄、抽搐、昏迷。如果处理不及时在数小时内可因呼吸、循环衰竭而死亡。幸存者也常遗留中枢神经系统不可逆的后遗症。

【治疗要点】

立即改变高温和不通风环境,迅速降温,及时纠正水、电解质紊乱及酸中毒。

【处方】

处方 1　药物降温

5％葡萄糖生理盐水(4℃)1000ml,静脉滴注

| 5％葡萄糖生理盐水 | 500ml | 静脉滴注(1～2 小时滴 |
| 氯丙嗪 | 25～50mg | 完,4～6 小时可重复) |

处方2　血压下降者选用

5％葡萄糖注射液 250ml

多巴胺 20mg　静脉滴注(根据血压调节滴速)。

处方 3　心力衰竭选用

| 5％葡萄糖注射液 | 20ml | 静脉推注(缓慢) |
| 毛花苷 C | 0.2～0.4mg | |

处方 4　抽搐患者选用

地西泮 10mg,静脉推注。

或 25％硫酸镁 20ml,静脉推注。

或 5％葡萄糖注射液	250ml	
哌替啶	50mg	
氯丙嗪	25mg	静脉滴注
异丙嗪	25mg	

处方 5　脑水肿可选用

5％甘露醇 250ml,静脉滴注(快速)(3～4 小时后可重复给药)。

【注意事项】

1. 先兆中暑只需将产妇移至通风处,解开衣服,短暂休息,应尽快让患者饮用含盐凉水或口服补盐液,纠正电解质紊乱及酸碱平衡失调,亦可同时服用避暑药。

2. 轻度中暑则需静脉补充平衡液或葡萄糖盐液,同时予物理与药物降温。若在 2 小时内体温无下降趋势,可重复给药。

3. 重度中暑若不积极抢救,数小时内可出现心肺衰竭而死亡。即使幸存者也常常遗留中枢神经系统功能障碍的后遗症,应

迅速降温。物理降温与药物降温并举。高热抽搐,常用冬眠合剂降低机体代谢,还可用硫酸镁解痉。有脑水肿者可给予甘露醇。心力衰竭者可用去乙酰毛花苷注射液。抗生素预防感染。降温过程中加强护理,注意体温、血压、心脏情况。一般待肛温降至38℃左右时,应停止降温。

4. 产褥中暑是可以预防的,关键是做好卫生宣教工作,告诫产妇必须破除旧风俗习惯,居室要通风,衣着要适宜。此外,要预防和积极治疗产褥感染。

第6章

产科急腹症

第一节 妊娠合并卵巢囊肿蒂扭转

妊娠合并卵巢肿瘤的发生率为 1:81～11:2500,国内文献报道为 0.83%～1.07%。肿瘤蒂扭转是卵巢肿瘤的并发症,为妊娠期常见的急腹症。

【诊断要点】

妊娠期卵巢囊肿蒂扭转前可有诱因,常诱发于体位改变、运动、性交、外伤和盆底检查后,也可无诱因。

1. 典型的症状是突然发生一侧下腹剧痛,可进行性腹痛加剧,逐渐扩展到整个下腹部。常伴有恶心、呕吐,甚至休克,系腹膜牵引绞窄引起。

2. 体征

(1)腹部检查时,下腹一侧可有不同程度的压痛、反跳痛或肌紧张,但不一定在腹部触及肿块。

(2)盆腔检查时,可触及包块,位于子宫旁,子宫与肿块连接处即蒂扭转处触痛明显。

(3)如果腹痛进展出现发热,有可能并发肿瘤坏死继发性感染。超声检查可发现附件区包块。

3. 妊娠早期合并急性卵巢肿瘤蒂扭转诊断并不困难,根据盆腔包块史、急骤发生腹痛、盆腔检查发现子宫与肿块交界处触痛明显。妊娠晚期受增大子宫的影响,超声检查有时较难探及附件包块,给诊断造成困难。

4. 鉴别诊断,见表 6-1。

表 6-1 需与妊娠合并卵巢囊肿蒂扭转相鉴别的疾病

疾病	异位妊娠破裂	妊娠期子宫肌瘤变性	急性子宫扭转	妊娠期阑尾炎
临床表现	发生于早孕期,停经后不规则阴道出血及下腹疼痛,查体:贫血面容,下腹有压痛、反跳痛、肌紧张。妇科检查:后穹隆饱满、触痛,宫颈举痛,一侧附件区增厚,有压痛	妊娠期子宫肌瘤生长较快,可发生子宫肌瘤红色变性,出现下腹痛。腹痛多为慢性起病,持续性,疼痛一般不剧烈,可伴有发热	妊娠期子宫扭转非常罕见,可发生于妊娠各个阶段。妊娠前有子宫畸形、子宫肌瘤病史,妊娠期突发腹痛、子宫卒中及腹腔内出血、胎死宫内等征象,有助于诊断	多表现为上腹部及脐周阵发性隐痛或绞痛,并伴有恶心、呕吐等消化道症状,数小时后转移并固定至右下腹,呈持续性疼痛。患者可伴有发热
超声检查	子宫内未见妊娠囊,一侧附件区可见囊性无回声区,有时可见胎芽、胎心。破裂后可见腹腔游离液体	超声检查可探及子宫肌瘤回声。但如果浆膜下子宫肌瘤扭转变性不易鉴别		

（续　表）

疾病	异位妊娠破裂	妊娠期子宫肌瘤变性	急性子宫扭转	妊娠期阑尾炎
HCG	尿妊娠试验阳性,血 β-HCG 升高	尿妊娠试验阴性	尿妊娠试验阴性	尿妊娠试验阴性
WBC	不明显	轻度升高	轻度升高	血象明显升高

【治疗要点】

治疗目的及原则:卵巢囊肿或肿瘤扭转者应立即急诊手术,一般切除患侧附件。

1. 手术时先钳夹扭转蒂部,然后切断,切勿先缓解和回复扭转的蒂,以防止血栓脱落,游至全身血液循环中。

2. 术时检查对侧卵巢,由于畸胎瘤、浆液性乳头状囊性肿瘤常有双侧发生,必要时剖探对侧卵巢。

3. 少数情况下,肿瘤为良性,扭转较轻,表面尚未变色,无血流,也可考虑剔除肿瘤,保留患侧卵巢。

4. 对切除的肿瘤常规剖探,检查有无恶性可疑,必要时行快速冷冻切片。

5. 术中操作轻柔,尽量避免对子宫刺激。妊娠期发生扭转可诱发流产或早产。术后予以阵痛治疗,监测宫缩及胎心。

【处方】

处方1　预防感染:应用一代头孢类抗生素

0.9%氯化钠注射液　250ml 头孢唑啉钠　　　　　2.0g	静脉滴注,每12小时1次,24～48小时(头孢唑林钠皮试阴性)

处方2　抑制宫缩:黄体酮20mg,肌内注射,每日1次,镇静子宫。

首次应用0.9%氯化钠注射液100ml＋25%硫酸镁20ml 快

速静脉滴注,然后0.9%氯化钠注射液500ml＋25%硫酸镁60ml,以每小时1～2g速度维持静脉滴注。每日总量不大于30g。

处方3　20周以前禁用盐酸利托君。5%葡萄糖注射液500ml＋盐酸利托君100mg,起始每分钟5滴,根据宫缩情况调整。每10分钟增加5滴,最大至每分钟35滴,待宫缩抑制后持续滴注12小时,停止静脉滴注前30分钟改为口服10mg每4～6小时1次。用药期间监测心率、血压、宫缩变化(最好持续心电监测),限制液体量,每日不能大于2000ml,防止肺水肿。当患者心率≥120次/分,应减量;＞140次/分或胸痛,立即停药。

【注意事项】

妊娠期直径＞6cm持续存在的附件包块,应在妊娠中期16—20周行手术治疗。注意合并心脏病、高血压、未控制糖尿病和重度子痫前期、明显产前出血等孕妇慎用或禁用盐酸利托君。

第二节　妊娠期卵巢肿瘤破裂

妊娠期卵巢肿瘤破裂的发生率为1%～3%,可发生在妊娠各个时期。多见于生理性囊肿,如卵巢黄体瘤破裂及卵巢巧克力样囊肿,其次见于卵巢畸胎瘤及卵巢上皮性肿瘤。

【诊断要点】

妊娠期卵巢囊肿扭转前可有诱因,常诱发于体位改变、运动、性交、外伤和盆底检查后,也可无诱因。

1. 典型的症状　腹痛是卵巢肿瘤破裂最常见症状,不同性质的肿瘤破裂,引起的腹痛程度也不同。症状轻重取决于破裂口的大小,流入腹腔囊液的性状和数量。小囊肿或单纯浆液性囊腺瘤破裂时,仅感轻度腹痛。大囊肿或成熟畸胎瘤破裂,囊内容物刺激腹膜出现剧烈疼痛、恶心、呕吐,有时导致内出血、腹膜炎及休克。

2. 体征

(1)腹部检查时,轻者仅有下腹部轻度压痛,发生于右侧压痛点在麦氏点内下方,位置较低,重症者则下腹部触痛明显,反跳痛、肌紧张,但不如化脓性阑尾炎强烈。

（2）盆腔检查时,原有包块摸不到,宫颈举痛,穹窿部饱满有触痛。如有出血可有失血表现。

（3）如果腹痛进展出现发热,有可能并发肿瘤坏死继发性感染。

3. **实验室检查** 白细胞计数及中性粒细胞分类增加。如有出血,可见血红蛋白下降。生理情况下,CA125 会升高,但如果显著升高,提示可能为卵巢恶性上皮性肿瘤破裂。超声检查可发现附件区张力低包块、盆腔积液。妊娠晚期受增大子宫的影响,超声检查有时较难探及附件包块,给诊断造成困难。

4. **鉴别诊断**

（1）急性阑尾炎:卵巢肿瘤破裂发生在右侧多见,极易误诊。阑尾炎多表现为转移性右下腹疼痛,局限于麦氏点,压痛、反跳痛、肌紧张较卵巢肿瘤破裂更明显。卵巢肿瘤破裂双合诊时有宫颈举痛及子宫摇摆痛明显,急性阑尾炎反之。

（2）输卵管妊娠破裂:输卵管妊娠常有短期闭经史,阴道少量出血,失血表示更明显,极易出现休克。

【治疗要点】

1. **保守治疗** 如为生理性囊肿破裂,直径≤5cm,症状轻,病情自然缓解,无腹腔活动性出血可严密观察,病情加重随时手术。

2. **手术治疗**

（1）肿物直径＞5cm 或实性、囊实性卵巢肿瘤破裂者尽早剖腹探查。

（2）切除肿物送病理,尤其注意破口边缘有无恶变。

（3）怀疑恶性肿瘤者腹腔液送细胞学检查。

（4）术中彻底冲洗腹腔。

（5）抗生素预防感染。

【处方】

处方 1 预防感染:应用一代头孢类抗生素。

| 0.9%氯化钠注射液 250ml
头孢唑林钠 2.0g | 静脉滴注,每 12 小时 1 次,
24～48 小时(头孢唑林钠
皮试阴性) |

处方 2　对症治疗:补充水电解质平衡。

处方 3　抑制宫缩(详见合并卵巢囊肿扭转章节)。

【注意事项】

妊娠期直径>6cm 持续存在的附件包块,应在妊娠中期 16～20 周行手术治疗。

第三节　妊娠期子宫破裂

子宫破裂是指子宫体部或子宫下段于妊娠晚期或分娩期发生的破裂,是产科极严重的并发症,威胁母儿生命。发病率为判断一个地区产科质量的标准之一,国外文献报道为 0.3‰～7‰,国内 1.4‰～5.5‰。无瘢痕子宫者子宫自发性破裂的发生率 1:8000～1:15000;瘢痕子宫者子宫破裂的发生率 1.03%。随着近些年剖宫产率的上升,子宫破裂的病因瘢痕破裂占第一位。

【诊断要点】

子宫破裂可发生于子宫体部或子宫下段,多发于分娩期,少数发生于妊娠晚期,经产妇高于初产妇,多经历两个阶段,先兆子宫破裂和子宫破裂。瘢痕破裂先兆子宫破裂症状不明显,一开始就表现子宫破裂。典型子宫破裂根据病史、症状、体征容易诊断。子宫切口破裂,症状体征不明显。结合前次剖宫产史、子宫下段压痛、胎心异常、胎先露上升、宫颈口缩小等均可诊断。超声可协助诊断。

1. 症状

(1)先兆子宫破裂:临产后,当产程进展异常,胎先露下降受阻,形成病理性缩复环,产妇下腹剧痛难忍,烦躁不安,宫缩过强过频导致胎心异常。

（2）子宫破裂：不完全性子宫破裂，子宫肌层或全层破裂，但浆膜层完整，宫腔与腹腔不相通，胎儿及附属物仍在宫腔，常缺乏先兆子宫破裂症状，仅在不完全破裂处有压痛，若破裂口累及子宫两侧血管可导致急性失血或阔韧带血肿。子宫不完全破裂多见于子宫下段剖宫产切口瘢痕裂开。完全子宫破裂，子宫全层破裂，宫腔与腹腔相通，产妇突然腹部如撕裂样剧痛，之后感觉疼痛剧减，宫缩停止，因羊水及血液进入腹腔，即出现全腹持续性疼痛，并伴有低血容量休克的表现。累及膀胱可出现血尿。下降中的胎先露回缩甚至消失，曾经扩张宫口缩小。

2. 体征　先兆子宫破裂出现呼吸、心率加快，子宫下段膨隆，压痛明显，膀胱受胎先露压迫出现排尿苦难、血尿。不完全性子宫破裂，患者腹痛较重，可向肩部、心脏周围、下肢等部位放射，宫缩期间子宫也不放松，尽管宫缩很强但产程不进展。腹部检查在子宫不全破裂处有明显压痛。若破裂在阔韧带两叶间形成血肿，可在宫旁触及逐渐增大且有压痛的包块。听诊胎心异常，不规律或胎心减速。完全子宫破裂，面色苍白、出冷汗、呼吸浅表、脉搏细数、血压下降等休克表现。全腹压痛及反跳痛，在腹壁下清楚扣及胎体，缩小的宫体位于胎儿侧方，胎心消失，阴道可能有鲜血流出。阴道检查若有阴道及宫颈裂伤，可从创口触及子宫破裂处。

3. 辅助检查　血红蛋白进行性下降。超声检查子宫肌层不连续，看不到完整羊膜腔，胎儿与宫壁关系不正常，腹腔内有游离液体。怀疑膀胱损伤，可予以1%亚甲蓝入膀胱，腹水蓝染。

4. 鉴别诊断

（1）胎盘早剥。患者常有妊娠高血压疾病、糖尿病等慢性病史，或有外伤史。子宫轮廓完整，子宫硬如板状，无宫缩间歇。超声检查胎盘后血肿。

（2）急性心肌梗死。子宫破裂有向右心前区及左肩放射，可行心电图检查鉴别。

【治疗要点】

1. 发现先兆子宫破裂,应立即采取措施抑制宫缩,予以静脉全身麻醉,哌替啶 100mg 肌内注射,缓解宫缩同时尽快剖宫产,防止子宫破裂。

2. 子宫破裂,无论胎儿是否存活,立即治疗休克,同时及时开腹手术,以抢救产妇生命。术中迅速探查止血,取出胎儿及胎盘。

3. 阔韧带血肿,清除血肿,结扎子宫动脉。

4. 注意有无膀胱及输尿管损伤,有无宫颈及阴道受累。

5. 子宫破口小,感染轻微,行破裂口修补术。对破裂口较大、感染明显者,行子宫次全切除术,累及宫颈修补困难者行全子宫切除术。根据患者是否有生育要求及子宫破裂程度决定子宫去留。

6. 无论有无感染,术后均应用抗生素预防感染。

【处方】

处方 1

0.9%氯化钠注射液　250ml 注射用哌拉西林钠他 　唑巴坦钠　　　1.875g	静脉滴注,每 8 小时 1 次

处方 2　关于抑制宫缩保胎,详见合并卵巢囊肿扭转章节。

第四节　妊娠合并急性胆囊炎

妊娠期急性胆囊炎和胆石症(胆石病)的发病率仅高于急性阑尾炎。尽管妊娠期急性胆囊炎和胆石症不多,但处理应慎重。国外报道妊娠期急性胆囊炎发病率为 0.8‰,70%合并胆石症。

【诊断要点】

1. 症状　妊娠期急性胆囊炎的临床表现与非妊娠期基本相同。常在进油腻食物后发病,表现突然右上腹和(或)中上腹出现阵发性绞痛,常放射至右肩或背部,并常出现恶心、呕吐等消化道症状。病情严重时有晨寒、发热及右上腹绞痛。

3

2. 体征　右上腹胆囊区有压痛、肌紧张,有时胆囊区深吸气时有触痛(Murphy 征阳性)。并常在右肋缘下触及有触痛的肿大胆囊。若大网膜包裹形成胆囊周围炎性团块时,则右上腹部肿块界限不清,活动受限。感染严重伴胆管炎时约 10% 患者出现黄疸。

3. 辅助检查　B 型超声检查见胆囊体积增大,胆囊壁增厚,多数胆囊内有积液和胆石光团影。实验室检查示白细胞计数升高伴核左移。

4. 鉴别诊断

(1)胃肠道疾病:急性阑尾炎、胃十二指肠穿孔、肠梗阻、急性胰腺炎等。

(2)其他:右侧急性肾盂肾炎、右侧大叶性肺炎、心肌梗死等。

(3)妊娠相关疾病:妊娠期高血压疾病并 HEIIP 综合征、妊娠期急性脂肪肝等。

【治疗要点】

1. 保守治疗　妊娠合并急性胆囊炎,绝大多数合并胆石症,主张非手术疗法。多数经非手术治疗有效。非手术治疗包括:

(1)饮食控制:应禁食,必要时胃肠减压,缓解期给予低脂肪、低胆固醇饮食。

(2)支持疗法:纠正水、电解质紊乱和酸碱失衡。

(3)抗感染:需选用对胎儿无害的广谱抗生素,如氨苄西林及头孢唑啉钠、头孢噻肟钠等。

(4)对症治疗:发生胆绞痛时给予解痉镇痛药,阿托品 0.5～1mg,肌内注射,必要时哌替啶 50～100mg,肌内注射。缓解期给予利胆药物,如苯丙醇、非布丙醇等。

2. 手术治疗　经非手术治疗效果不佳且病情恶化者,或并发胆囊积脓、胆囊穿孔及弥漫性腹膜炎时,应尽快行手术治疗。于妊娠早、中期行腹腔镜切除胆囊,对母儿较安全,对妊娠无明显不良影响。于妊娠晚期手术时,应行术式简单的胆囊造瘘,保持引流通畅,伴胆管结石者,行切开取石及引流术。术后注意有无宫

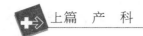

缩,及时给予黄体酮等保胎治疗。

【处方】

处方1 抗感染:应用 FDA 分类 B 类抗生素,氨苄西林、头孢类抗生素(皮试阴性)

0.9%氯化钠注射液	250ml	静脉滴注,每 6 小时 1 次
氨苄西林	1.5g	
0.9%氯化钠注射液	250ml	静脉滴注,每 6 小时 1 次(最
头孢唑啉钠	1.5g	大可用至每次 2g)
0.9%氯化钠注射液	250ml	静脉滴注,每 12 小时 1 次
头孢哌酮	2g	(最大可用至每日 8g)
0.9%氯化钠注射液	250ml	静脉滴注,每 8~12
头孢他啶	1~2g	小时 1 次

根据药敏选用。

处方2 补充水电解质治疗。

处方3 妊娠早期:抑制宫缩:黄体酮 20mg 肌内注射,每日 1次,镇静子宫。首次应用 0.9%氯化钠注射液 100ml+25%硫酸镁 20ml 快速静脉滴注,然后 0.9%氯化钠注射液 500ml+25%硫酸镁 60ml,以每小时 1~2g 速度维持静脉滴注。

处方4 20 周以前禁用盐酸利托君(详见合并卵巢囊肿扭转章节)。

第五节 妊娠合并急性阑尾炎

妊娠期常见的外科合并症之一。发病率 0.05%~0.1%,妊娠早中期多见。由于增大的子宫影响,阑尾的位置发生变化,临床表现不典型,早期诊断较困难,误诊率较高,妊娠期大网膜包裹炎症受限,易发生阑尾穿孔和弥漫性腹膜炎,导致孕产妇及围产儿的死亡率升高。

【诊断要点】

在妊娠的不同时期,急性阑尾炎的临床表现有明显差异。因阑尾位置与妊娠孕周相关,症状不典型,诊断时要注意,妊娠早期阑尾的位置在妊娠初期与非妊娠期相似,在右髂前上棘至脐连线中外 1/3 处,随妊娠子宫的不断增大,阑尾会逐渐向后上、向外移位。在妊娠 3 个月末阑尾位于髂嵴下 2 横指,妊娠 5 个月末在髂嵴水平,妊娠 8 个月末在髂嵴上 2 横指,妊娠足月可达胆囊区。产后 10～12 日回复到非妊娠期位置。如孕期出现上述部位疼痛伴或不伴发热,白细胞升高,以中性粒细胞升高为主伴有核左移,可考虑妊娠合并急性阑尾炎。

1. 症状

(1)妊娠早期:症状与体征同非孕期。转移性右下腹疼痛,伴恶心、呕吐、发热。

(2)妊娠中晚期:临床表现不典型。转移性右下腹疼痛不明显。阑尾位于子宫后面时可出现有腰部疼痛。80% 孕妇压痛点位于右下腹,但高于麦氏点。

2. 体征

(1)妊娠早期:右下腹压痛、反跳痛及肌紧张。

(2)妊娠中晚期:受增大的子宫将腹膜向前顶起影响,压痛、反跳痛、肌紧张不明显。

(3)最好不要放置引流管,减少对子宫的刺激。若腹腔炎症严重而且局限,阑尾穿孔、盲肠壁水肿,可放置引流管。

3. 鉴别诊断　妊娠早期应与卵巢囊肿扭转、黄体破裂、输卵管妊娠相鉴别。妊娠中晚期应与卵巢囊肿扭转、肾盂积水、急性肾盂肾炎、输尿管结石、急性胆囊炎相鉴别。并与产科先兆临产、胎盘早剥、子宫肌瘤变性鉴别。

【治疗要点】

妊娠期急性阑尾炎一般不主张保守治疗。一旦确诊,积极抗感染同时立即手术。尤其在妊娠中晚期。高度可疑急性阑尾炎,难以确诊、病情进展者,放宽剖腹探查手术指征。妊娠早期:采取麦氏切口,若诊断不能肯定,行下腹正中纵切口,利于探查。也可行腹腔镜手术。妊娠中晚期:采取右侧腹直肌旁切口。手术床左倾 30°,使子宫左移,便于阑尾暴露。如果妊娠晚期同时剖宫产则选择有利于剖宫产的下腹正中纵切口。

【处方】

处方 1　预防感染:应用甲硝唑及头孢类抗生素,化脓性阑尾炎需做细菌培养＋药敏试验。皮试阴性

| 0.9％氯化钠注射液 | 250ml | 静脉滴注,每 12 小时 1 次 |
| 头孢他啶 | 2.0g | |

甲硝唑 250ml,静脉滴注,每日 1 次,7～10 日。

处方 2　支持治疗:禁食情况每日液体量维持在 2500～3000ml,最低不低于 150g 葡萄糖,3g 氯化钾。

处方 3　抑制宫缩:黄体酮 20mg,肌内注射,每日 1 次。镇静子宫:首次应用 0.9％氯化钠注射液 100ml＋25％硫酸镁 20ml 快速静脉滴注,然后 0.9％氯化钠注射液 500ml＋25％硫酸镁 60ml,以每小时 1～2g 速度维持静脉滴注。

应用硫酸镁监测呼吸、尿量、膝腱发射。

处方 4　妊娠 20 周以前禁用盐酸利托君(详见合并卵巢囊肿扭转章节)。

第六节　妊娠合并急性肠梗阻

妊娠期肠梗阻较罕见,国外文献报道发病率 1:3000～1:16 000,国内资料报道发病率 0.042％～0.16％。肠梗阻可见于妊娠各个时期,但妊娠晚期发病率高,为 40％～50％。

【诊断要点】

1. 症状　腹痛为肠梗阻的主要症状。高位肠梗阻时,呕吐出现早而频繁,呕吐物为胃或十二指肠内容物;低位梗阻时,呕吐延迟,次数也较少。多数患者不再排便、排气。发病后仍有少量、多次排气或排便时,常为不完全性肠梗阻。

2. 体征 主要为腹胀及腹部压痛,有时可摸到肿块;听诊肠鸣音亢进与阵发性腹痛的出现一致。但妊娠晚期子宫增大占据腹腔,肠管移向子宫后方及两侧,或因产后腹壁松弛,体征不明显。据报道,妊娠期并发肠梗阻患者80%有恶心、呕吐症状,98%有持续性或阵发性腹痛,70%有腹肌紧张,异常肠鸣音占55%。

3. 既往史 了解患者既往是否存在盆腹腔炎症及手术史,特别是阑尾炎、宫外孕等,注意术后有无并发肠粘连的表现。

4. 辅助检查 腹部 X 线平片,90%患者可见肠管过度胀气及出现气液平面等肠梗阻表现。腹部 MRI 检查避免射线的损害。白细胞及中性粒细胞逐渐显著升高时警惕绞窄性肠梗阻的可能。

5. 鉴别诊断 妊娠期应与卵巢囊肿扭转、胎盘早剥、急性胆囊炎等相鉴别。妊娠晚期与临产宫缩相鉴别。

【治疗要点】

妊娠期肠梗阻的处理,应根据梗阻的性质、类型、程度、部位、全身情况及妊娠期限和胎儿的情况等,采取适当的措施。

1. 保守治疗 观察非绞窄性肠梗阻,应先保守治疗。包括暂禁食、胃肠减压、补液输血、应用抗生素等。对乙状结肠扭转的病程早期,可小心肛管排气或多次小量灌肠,可使扭转部位肠腔内的气体及粪便排出。但有诱发早产或流产的可能。

2. 手术治疗 经保守治疗 12～24 小时,症状不见好转,梗阻未解除者,应采取手术治疗。

3. 产科处理

(1)能够继续妊娠者应予以保胎治疗。

(2)妊娠早期肠梗阻经保守治疗好转,梗阻解除后,可以继续妊娠。施行肠梗阻手术,往往病情较重,不宜继续妊娠,建议人工流产。

(3)妊娠中期合并肠梗阻,如无产科指征,不必采取引产手术终止妊娠,伴有部分患者发生自然流产。

(4)妊娠晚期由于胀大的子宫影响肠梗阻手术的操作,应先行剖宫产术,在儿科医生的帮助下,或转至具备新生儿抢救的医院。

(5)抗生素、禁食液体管理及保胎药应用同妊娠合并阑尾炎。

第七节　妊娠合并肾盂肾炎

急性肾盂肾炎是妊娠期常见的合并症,其发病率为 4% ~ 10.2%。若得不到彻底治疗,反复发作可致慢性肾盂肾炎,甚至发生肾功能衰竭。

【诊断要点】

妊娠期急性肾盂肾炎有两类,一类是无症状性菌尿症,仅有腰酸,易被忽视,占孕妇的 4% ~7%,其中 30% 以后可发展成为症状性肾盂肾炎。另一类是症状性肾盂肾炎,除有菌尿外,有高热与腰痛等临床表现。

1. 症状

(1)全身症状　起病急骤,突然出现寒战、发热(体温常达 40℃ 以上,也可低热)、头痛、周身酸痛、恶心、呕吐等症状。

(2)泌尿系统症状　有腰痛及尿频、尿急、尿痛、排尿未尽感等膀胱刺激症状,一昼夜排尿 10 余次,排尿时伴有下腹疼痛。

2. 体征　肋脊点(腰大肌外缘与第 12 肋交叉处)有压痛,肾区叩痛阳性。

3. 尿常规检查异常　特别是尿细菌检查阳性,不难确诊。尿常规检查:白细胞每高倍视野超过 10 个或聚集成团,也可有蛋白尿、血尿及管型尿;细菌培养主要是大肠杆菌,其次为厌氧菌。做血尿素氮及肌酐检查,以确定肾功有无受损。若仅有尿急、尿痛、膀胱区压痛,而无发热及肾区叩击痛,则可能是下泌尿系感染。

4. 鉴别诊断　若仅有高热无泌尿系症状,需与各种发热疾病相鉴别。

【治疗要点】

一旦确诊应住院治疗。治疗原则是抗感染及保持尿液通畅。

1. 卧床休息妊娠晚期应取侧卧位。左右轮换,以减少子宫对输尿管的压迫,使尿液引流通畅。

2. 多饮开水或静脉滴注 5% 葡萄糖注射液,使每日尿量保持在 2000ml 以上。

3. 抗生素控制感染最好根据中段尿培养及药敏试验而定。首选对革兰阴性杆菌有效而同时对胎儿、新生儿无不良影响的药物,如氨苄西林、头孢菌素类药物。若为无症状性菌尿,以 2 周为 1 个疗程。若为症状性肾盂肾炎以 4 周为 1 个疗程。重症患者以两药联合静脉滴注效果为佳。若诊断为双肾功能不良者,应根据病情适当减量,以防药物蓄积中毒。此外,还可给予清热、泻火、利水、通淋为主的中药,如八正散注射液加减等。

【处方】

处方 1 抗感染:应用青霉素+头孢类抗生素,或使用广谱抗生素:青霉素、头孢皮试阴性

0.9% 氯化钠注射液 250ml	静脉滴注,每 8 小时 1 次
青霉素 400 万 U	
0.9% 氯化钠注射液 100ml	静脉滴注,每 12 小时 1 次
头孢他啶 2.0g	

头孢类过敏选用氨曲南,每日 3g。治疗 7～10 天,尿培养仍阳性,改用呋喃妥因 100mg,每晚 1 次,持续整个孕期。

处方 2 对症治疗:体温超过 38.5℃,应用对乙酰氨基酚。

处方 3 妊娠早期:抑制宫缩,黄体酮 20mg,肌内注射,每日 1 次。镇静子宫:首次应用 0.9% 氯化钠注射液 100ml+25% 硫酸镁 20ml,快速静脉滴注,然后 0.9% 氯化钠注射液 500ml+25% 硫酸镁 60ml,以每小时 1～2g 速度维持静脉滴注。

处方 4 妊娠 20 周以前禁用盐酸利托君(详见合并卵巢囊肿扭转章节)。

下篇 妇科

第7章

女性外生殖器炎症

第一节 外阴炎

一、非特异性外阴炎

外阴、阴道与肛门邻近,经常受经血、阴道分泌物、尿液、粪便的刺激,若不注意皮肤清洁易引起外阴炎。糖尿病患者的糖尿刺激、粪瘘患者粪便的刺激及尿瘘患者尿液的长期浸渍等,穿紧身化纤内裤导致局部通透性差,局部潮湿及卫生巾的刺激,均可引起非特异性外阴炎(non-specific vulvitis)。

【诊断要点】

1. 外阴皮肤瘙痒、疼痛、烧灼感,于活动、性交、排尿及排便时加重。

2. 外阴局部充血、肿胀、糜烂,常有抓痕,严重者形成溃疡或湿疹。

3. 慢性炎症可使皮肤增厚、粗糙、皲裂,甚至苔藓样变。

【治疗要点】

包括病因治疗和局部治疗。急性期还可选用红外线等局部治疗。

【处方】

处方1　0.1%聚维酮碘,坐浴 15～30 分钟,每日 2 次,共

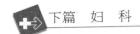
7 日。

处方 2　高锰酸钾液 1∶5000,坐浴 15～30 分钟,每日 2 次,共
7 日。

处方 3　苦参、蛇床子、白鲜皮、土茯苓、黄柏各 15g,川椒 6g,
水煎熏洗外阴,每日 1～2 次,共 7 日。

二、前庭大腺炎

前庭大腺位于两侧大阴唇下 1/3 深部,腺管开口于处女膜与
小阴唇之间。因解剖部位的特点,在性交、分娩或其他情况污染
外阴部时,病原体容易侵入而引起炎症。病原体多为葡萄球菌、
大肠埃希菌、链球菌及肠球菌等,随着性传播疾病发病率的增加,
淋病奈瑟菌及沙眼衣原体已成为最常见的病原体。急性炎症发
作时,病原体首先侵犯腺管,腺管呈急性化脓性炎症,腺管开口往
往因肿胀或渗出物凝聚而阻塞,脓液不能外流、积存而形成脓肿,
称前庭大腺脓肿。前庭大腺炎(Bartholinitis)以育龄妇女多见,幼
女及绝经后妇女少见。

【诊断要点】

1. 炎症多为一侧,初起时局部肿胀、疼痛、灼热感,行走不便,
有时会致大小便困难。

2. 局部皮肤有红肿、发热、压痛明显。

3. 若为淋病奈瑟菌感染,挤压局部可流出稀薄、淡黄色脓汁。

4. 当脓肿形成时,疼痛加剧,可触及波动感,严重者脓肿直径
可达 5～6cm,患者出现发热等全身症状,腹股沟淋巴结可呈不同
程度增大。

5. 当脓腔内压增大时,表面皮肤变薄,脓肿自行破溃,若破孔
大,可自行引流,炎症较快消退而痊愈;若破孔小,引流不畅,则炎
症持续不消退,并可反复急性发作。

【治疗要点】

急性炎症发作时,需卧床休息,局部保持清洁;取前庭大腺开

口处分泌物做细菌培养,确定病原体,根据病原体选用口服或肌内注射抗生素。在获得培养结果前,选择广谱抗生素。若脓肿形成可切开引流并作造口术,尽量避免切口闭合后反复感染或形成囊肿。

【处方】

处方 1　抗感染治疗。

头孢地尼 0.1g,口服,每日 3 次。

甲硝唑 0.2~0.4g,口服,每日 3 次。

处方 2　会阴坐浴。

0.01%苯扎氯铵,坐浴,每日 1 次。

清热解毒中药(如蒲公英、紫花地丁、金银花、连翘等)局部热敷或坐浴。

三、前庭大腺囊肿

前庭大腺囊肿(Bartholin cyst)系因前庭大腺管开口部阻塞,分泌物积聚于腺腔而形成。前庭大腺管阻塞的原因有:前庭大腺脓肿消退后,腺管阻塞,脓液吸收后由黏液分泌物所代替;先天性腺管狭窄或腺腔内黏液浓稠,分泌物排出不畅,导致囊肿形成;前庭大腺管损伤,如分娩时会阴与阴道裂伤后瘢痕阻塞腺管口,或会阴后一侧切开术损伤腺管。前庭大腺囊肿可继发感染形成脓肿反复发作。

【诊断要点】

1. 前庭大腺囊肿大小不一,多由小逐渐增大,有些可持续数年不变。若囊肿小且无感染,患者可无自觉症状;若囊肿大,患者可感到外阴有坠胀感或有性交不适。

2. 囊肿多为单侧,也可为双侧,囊肿多呈椭圆形。

【治疗要点】

行前庭大腺囊肿造口术。

适应证:较大或反复感染者;有脓肿形成亦可直接行此手术。

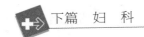
禁忌证:前庭大腺急性炎症期尚未形成脓肿或囊肿时。

术前准备:①外阴、大腿内侧如有皮炎、湿疹等皮肤疾病,应先予以治疗,待治愈后再行手术。②手术时间宜选择在月经净后3～7日。③去手术室前自解小便,排空膀胱。

麻醉和体位:大多采用局部麻醉,取膀胱截石位。

手术步骤:①消毒外阴及大腿上 1/3。②铺无菌巾。③将小阴唇外翻,在处女膜根部外侧皮肤与黏膜交界处,从囊肿突出部薄弱处作纵形切口,长度视囊肿大小而定,一般以距囊肿上下两端各 0.5～1cm 为宜,切开黏膜及囊肿壁,排出内容物(若为脓液作细菌培养),用生理盐水冲洗囊腔。④4-0 可吸收线间断或连续锁边缝合切口,使翻开的囊肿壁完全覆盖阴道前庭黏膜创缘,造口的中心处形成一新的腺管开口,防止腺管开口重新闭锁,必要时留置引流条。⑤再次碘伏擦拭外阴,必要时覆盖纱布。

【处方】

1:5000 高锰酸钾,坐浴,每日 2 次。

【注意事项】

1. 术后活动不受限制。

2. 若留有引流条,术后 24 小时撤掉。

3. 术后保持外阴干洁,可用 1:5000 稀释后高锰酸钾坐浴,每日 2 次,大便后亦需用 1:5000 稀释后高锰酸钾坐浴。

4. 1 周后复查。

5. 禁性生活 1 个月。

第二节 阴 道 炎

一、滴虫性阴道炎

滴虫有嗜血及耐碱的特性,故于月经前、后阴道 pH 发生变化时,隐藏在腺体及阴道皱襞中的滴虫于月经前、后常得以繁殖,引起炎症发作。滴虫不仅寄生于阴道,还常侵入尿道或尿道旁腺,甚至膀胱、肾盂以及男方的包皮皱褶、尿道或前列腺中。滴虫性阴道炎(trichomonal vaginitis)往往与其他阴道炎并存。潜伏期为 4～28 日。经性交直接传播,经公共浴池、浴盆、浴巾、游泳池、坐式便器、衣物、污染的器械及敷料等间接传播。

【诊断要点】

1. 阴道分泌物增多及外阴瘙痒,间或有灼热、疼痛、性交痛等。

2. 若尿道口有感染,可有尿频、尿痛,有时可见血尿。

3. 不孕。

4. 阴道黏膜充血,严重者有散在出血斑点,甚至宫颈有出血点,形成"草莓样"宫颈,后穹窿有多量白带,呈灰黄色、黄白色稀薄液体或黄绿色脓性分泌物,常呈泡沫状,有臭味。

5. 阴道分泌物检查中找到滴虫可确诊,最简便的方法为生理盐水悬滴法。

【治疗要点】

需全身用药,主要治疗药物为甲硝唑或替硝唑。

【处方】

处方 1 全身用药

初次治疗

甲硝唑 2g,单次口服。

或替硝唑 2g,单次口服。

或甲硝唑 400mg,每日 2 次,共 7 日。

或替硝唑 500mg,每日 2 次,共 7 日。

初次治疗失败

甲硝唑 400mg,每日 2～3 次,共 7 日。

若治疗仍失败,

甲硝唑 2g,每日 1 次,共 3～5 日。

处方 2 妊娠期滴虫性阴道炎治疗:妊娠期治疗可以减轻症

状,减少传播,防止新生儿呼吸道和生殖道的感染。用药前需取得患者知情同意。

美国疾病控制中心建议:甲硝唑 2g,单次口服。

中华医学会妇产科感染协作组建议:甲硝唑 400mg,每日 2 次,共 7 日。

【注意事项】

1. 内裤及洗涤用的毛巾,应煮沸 5～10 分钟。

2. 同时进行性伴侣治疗,用药剂量同前,治疗期间禁止性交。

3. 治疗后无症状者无须随访,有症状者需进行随诊。症状持续存在者治疗后 7 日复诊。

4. 治疗期间及停药 24 小时内禁饮酒,甲硝唑用药期间及用药后 24 小时内不宜哺乳,替硝唑用药期间及用药后 3 日内不宜哺乳。

二、外阴阴道假丝酵母菌病

外阴阴道假丝酵母菌病(vulvovaginal candidiasis,VVC)的病原体 80%～90%为白假丝酵母菌,其为条件致病菌,只有在全身及阴道局部免疫能力下降,尤其是局部细胞免疫力下降,假丝酵母菌大量繁殖,并转变为菌丝相时,出现阴道炎症。常见发病诱因主要有妊娠、糖尿病、大量应用免疫抑制药、广谱抗生素。其他诱因有胃肠道假丝酵母菌、含高剂量雌激素的避孕药、穿紧身化纤内裤及肥胖。主要为内源性传染,假丝酵母菌除寄生在阴道外,也可寄生于人的口腔、肠道,这 3 个部位的假丝酵母菌可互相传染,一旦条件适宜可引起感染;少部分患者可通过性交直接传染;极少患者可能通过接触感染的衣物间接传染。

【诊断要点】

1. 外阴瘙痒、灼痛、性交痛及尿痛,还可伴有尿频,部分患者阴道分泌物增多,外阴瘙痒程度居各种阴道炎之首。

2. 阴道分泌物白色稠厚呈凝乳或豆腐渣样。

3. 若为外阴炎,外阴可见地图样红斑,外阴水肿,常伴有抓痕,严重者可见皮肤皲裂,表皮脱落。

4. 若为阴道炎,阴道黏膜充血、水肿,小阴唇内侧及阴道黏膜上附有白色块状物,擦除后露出红肿黏膜面,少部分患者急性期可能见到糜烂及浅表溃疡。

5. 在分泌物中找到白假丝酵母菌的芽孢及菌丝即可确诊。

6. pH 值测定具有重要鉴别意义,若 pH＜4.5,可能为单纯假丝酵母菌感染;若 pH＞4.5,并且涂片中有多量白细胞,可能存在混合感染。

7. 复杂性 VVC:一年内 VVC 发作 4 次以上,且每次发作均有症状,并经真菌学证实(表 7-1)。

表 7-1 单纯性 VVC 与复杂性 VVC

	单纯性 VVC	复杂性 VVC
发生频率	散发或非经常发作	复发或经常发作
临床表现	轻到中度	重度
真菌种类	白假丝酵母菌	非白假丝酵母菌
宿主情况	免疫功能正常	免疫力低下或应用免疫抑制药或糖尿病、妊娠
治疗效果	好	欠佳

【治疗要点】

根据 VVC 分类不同有不同的治疗方案,包括局部或全身用药。

【处方】

1. 单纯性 VVC 的治疗　可局部用药,也可全身用药,疗效相似。

处方 1　局部用药

咪康唑栓剂 200mg,每晚 1 次,共 7 日。

或 400mg,每晚 1 次 共 3 日。

或 1200mg,单次用药。

克霉唑栓剂 150mg,每日 1 次,共 7 日。

或 150mg,每日 2 次,共 3 日。

或 500mg,单次用药。

制霉菌素栓剂 10 万 U,每晚 1 次,共用 10～14 日。

处方 2 全身用药

氟康唑 150mg,顿服。

伊曲康唑 200mg,每日 1 次,共用 3～5 日。

伊曲康唑 200mg,每日 2 次,用 1 日。

2. 复杂性 VVC 的治疗 无论局部用药或全身用药,均应适当延长治疗时间。抗真菌药分为初始治疗及维持治疗,初始治疗达到真菌学阴性后开始维持治疗。

处方 1 初始治疗若选择局部用药,则延长治疗时间至 7～14 日。

口服药物则首次口服氟康唑 150mg,第 4 日、第 7 日各加服 1 次。

处方 2 维持治疗:克霉唑栓剂 500mg,每周 1 次,连用 6 个月。

氟康唑 150mg,每周 1 次,连用 6 个月。

3. 严重的 VVC 的治疗 延长局部用药治疗时间至 7～14 日。或首次口服氟康唑 150mg,72 小时后再服药一次。

4. 不良宿主 VVC 的治疗 控制原发病,抗真菌治疗同严重 VVC。

5. 妊娠合并 VVC 的治疗 局部治疗为主,禁服唑类药物。

可选克霉唑栓剂 150mg,每晚 1 次,共 7 日。

或硝酸咪康唑栓剂 200mg,每晚 1 次,共 7 日。

或制霉菌素栓剂 10 万 U,每晚 1 次,共 7 日。

6. **非白假丝酵母菌 VVC 的治疗**　选择非氟康唑类药物作为一线药物,并延长治疗时间。若出现复发,可选用硼酸胶囊阴道用药,每日 1 次,共 2 周。

【注意事项】

1. 约 15％男性与女性患者接触后患有龟头炎,对有症状的男性应进行假丝酵母菌检查及治疗,预防女性重复感染。

2. 若症状持续存在或诊断后 2 个月内复发者,需再次复诊。

3. 维持治疗前应做真菌培养确诊,治疗期间定期复查监测药物疗效及药物不良反应,一旦发现副作用,立即停药。

三、细菌性阴道病

细菌性阴道病(bacterial vaginosis,BV)非单一致病菌所引起,而是多种致病菌共同作用的结果。但阴道内微生物群发生改变的机制目前仍不清楚,可能与多个性伴侣、频繁性交或阴道灌洗使阴道碱化有关。

【诊断要点】

1. 10％～40％患者无临床症状,有症状者主要表现为阴道分泌物增多,有鱼腥臭味,性交后加重,可伴有轻度外阴瘙痒或烧灼感。

2. 分泌物呈灰白色,均匀一致,稀薄,常黏附于阴道壁,但黏度很低,容易将分泌物从阴道壁拭去,阴道黏膜无充血的炎症表现。

3. 临床常用的诊断标准是 Amsel 临床诊断标准(下列 4 项中有 3 项阳性即可诊断)。

A:均质、稀薄、白色的阴道分泌物。

B:阴道 pH＞4.5。

C:胺臭味试验阳性。

D:线索细胞阳性。

【治疗要点】

包括局部用药或口服用药。

【处方】

处方 1 口服药物

甲硝唑 400mg,每日 2～3 次,口服,共 7 日。

或克林霉素 300mg,每日 2 次,口服,共 7 日。

处方 2 局部药物治疗

2％克林霉素软膏 5g,阴道用药,每晚 1 次,共 7 日。

或甲硝唑泡腾片 200mg,阴道用药,每晚 1 次,共 7～14 日。

处方 3 妊娠期细菌性阴道病的治疗

甲硝唑 200mg,每日 3 次,口服,共 7 日。

或克林霉素 300mg,每日 2 次,口服,共 7 日。

【注意事项】

1. 性伴侣不需常规治疗。

2. 治疗后若症状消失,无须随访。对症状持续存在或症状反复出现者,需接受随访。对妊娠合并细菌性阴道病者,治疗后需随访。

四、萎缩性阴道炎

萎缩性阴道炎(atrophic vaginitis)为因卵巢功能衰退,雌激素水平降低,阴道壁萎缩,黏膜变薄,上皮细胞内糖原含量减少,阴道内 pH 增高,常接近中性,局部抵抗力降低,致病菌容易入侵繁殖引起炎症。

【诊断要点】

1. 阴道分泌物增多及外阴瘙痒、灼热感,可伴有性交痛。

2. 阴道分泌物稀薄,呈淡黄色,严重者呈脓血性白带。

3. 阴道呈老年性改变,上皮萎缩、菲薄,皱襞消失,上皮变平滑。阴道黏膜充血,有小出血点,有时可见浅表溃疡。溃疡面可与对侧粘连,严重时造成狭窄甚至闭锁,炎症分泌物引流不畅形成阴道脓肿或宫腔积脓。

【处方】

处方 1 增加阴道抵抗力。

局部用药:妊马雌酮软膏,少量,局部涂抹,每日 2 次。

全身用药:尼尔雌醇,首次 4mg,以后 2mg,2～4 周 1 次,共 2～3 个月。

对同时需要性激素替代治疗的患者,妊马雌酮 0.625mg＋甲羟孕酮每日 2mg。

处方 2 抑制细菌生长。

1‰乳酸或 0.5‰醋酸液,冲洗阴道每日 1 次,并于冲洗后局部应用抗生素治疗。

【注意事项】

1. 根据病史、查体,诊断不难,但应排除其他疾病才能诊断,对有血性白带者,应与子宫恶性肿瘤鉴别,需常规做宫颈刮片,必要时分段诊刮术。

2. 对阴道壁肉芽组织及溃疡需与阴道癌相鉴别,可行局部活组织检查。

3. 乳癌或子宫内膜癌患者慎用雌激素制剂。

五、婴幼儿外阴阴道炎

幼女外阴发育差,不能遮盖尿道口及阴道前庭,细菌容易侵入。出生后 2～3 周,雌激素水平下降,阴道上皮逐渐变薄,糖原减少,pH 上升至 6～8,乳杆菌不再为优势菌,易受其他细菌感染。婴幼儿卫生习惯不良、外阴不洁、大便污染、外阴损伤或异物及蛲虫感染均可引起炎症,称婴幼儿外阴阴道炎(infantile vaginitis)。

【诊断要点】

1. 阴道分泌物增多,呈脓性。

2. 部分患儿有尿急、尿频、尿痛。

3. 若有小阴唇粘连,排尿时尿流变细或分道。

4. 用棉拭子或吸管取阴道分泌物检查,明确病原体,必要时做细菌培养。

【治疗要点】

1. 保持外阴清洁、干燥,减少摩擦。

2. 针对病原体选择相应口服抗生素治疗,或用吸管将抗生素溶液滴入阴道。

【处方】

有蛲虫者驱虫治疗;阴道有异物者取出异物;小阴唇粘连者,分离粘连,并涂以抗生素软膏。

【注意事项】

诊断检查时还应做肛诊排除阴道异物及肿瘤。

第三节 宫颈炎症

一、宫颈炎

大部分宫颈炎(cervicitis)患者无症状。有症状者主要表现为阴道分泌物增多,呈黏液脓性,外阴瘙痒及灼热感。此外,可出现经间期出血、性交后出血等症状。有时伴有尿频、尿急、尿痛。

【诊断要点】

出现两个具有诊断性体征,显微镜检查阴道分泌物白细胞增多,即可做出初步诊断。诊断后,需进一步做衣原体及淋病奈瑟菌的检测。

1. 两个特征性体征,具备 1 个或 2 个同时具备。

(1)于宫颈管或宫颈管棉拭子标本上,肉眼见到脓性或黏液脓性分泌物。

(2)用棉拭子擦拭宫颈管时,容易诱发宫颈管内出血。

2. 白细胞检测:可检测宫颈管分泌物或阴道分泌物中的白细胞,后者需排除引起白细胞增高的阴道炎症。

(1)宫颈管脓性分泌物图片做革兰染色,中性粒细胞＞30/高倍视野。

（2）阴道分泌物湿片检查白细胞＞10/高倍视野。

3. 病原体检测：应做淋病奈瑟菌和衣原体的检测，以及有无细菌性阴道病及滴虫性阴道炎。

4. 应注意有无上生殖道感染。

【治疗要点】

主要为抗生素药物治疗。

【处方】

1. 有性传播疾病高危因素的患者，尤其是＜25 岁的年轻女性，未获得病原体检测结果即可给予治疗。

处方　阿奇霉素 1g，单次顿服。

或多西环素 100mg，每日 2 次，口服，共 7 日。

2. 对获得病原体者，针对病原体选择抗生素。

（1）单纯急性淋病奈瑟菌性宫颈炎大剂量、单次给药，常用药物有三代头孢菌素。

处方　头孢曲松钠 250mg，单次肌内注射。

或头孢克肟 400mg，单次口服。

或大观霉素 4g，单次肌内注射。

（2）沙眼衣原体感染所致宫颈炎

处方　多西环素 100mg，每日 2 次，共 7 日。

或阿奇霉素 1g，单次口服。

或红霉素 500mg，每日 4 次，共 7 日。

或氧氟沙星 300mg，每日 2 次，共 7 日。

或左氧氟沙星 500mg，每日 1 次，共 7 日。

【注意事项】

1. 由于淋病奈瑟菌感染常伴有衣原体感染，因此，若为淋菌性宫颈炎，治疗时除选用抗淋病奈瑟菌药物外，同时应用抗衣原体感染药物。

2. 对于合并细菌性阴道病者，同时治疗细菌性阴道病。

3. 治疗后症状持续存在者,应告知患者随诊,对持续性宫颈炎症,需了解有无再次感染性传播疾病、性伴侣是否已进行治疗、阴道菌群失调是否持续存在。对无明显病因的持续性宫颈炎症,尚无肯定有效的治疗方法。

二、宫颈糜烂样改变

宫颈外口处的宫颈阴道部外观呈细颗粒状的红色区,称宫颈糜烂样改变(cervical erorion),可能是生理性的柱状上皮异位,一般可不予处理,有阴道分泌物增多或性交后出血者,可给予物理治疗,如激光、微波、冷冻治疗;也可能是病理性的,如炎症,需进行抗感染治疗;或宫颈上皮内瘤变及宫颈癌的早期表现。所以对存在宫颈糜烂样改变者,需做宫颈刮片排除宫颈上皮内瘤样病变(CIN)及宫颈癌。

三、宫颈息肉

可能是炎症的长期刺激,导致宫颈黏膜增生而形成。但由于宫颈管恶性肿瘤或子宫体的恶性肿瘤也可呈息肉状从宫颈口突出,因此对于宫颈息肉(cervical polyp)应予切除,并送病理组织学检查。

四、宫颈腺囊肿

宫颈腺囊肿(Naboth cyst)是宫颈转化区生理改变的结果,而非炎症,其意义在于提示此处曾为原始鳞柱交接的起始处,一般无需治疗。

五、宫颈肥大

往往无需治疗。但对于宫颈肥大(cervical hypertrophy)者,需除外宫颈管病变,尤其宫颈腺癌。

第8章

盆腔炎性疾病

盆腔炎性疾病（pelvic inflammatory disease，PID）指女性盆腔内生殖器官及其周围的结缔组织、盆腔腹膜的炎症，主要包括子宫内膜炎（endometritis）、输卵管炎（salpingitis）、输卵管卵巢脓肿（tubo～ovarian abscess，TOA）、盆腔腹膜炎（peritonitis），可一处或几处同时发病，是妇女常见病之一，以输卵管炎、输卵管卵巢炎最常见。盆腔炎性疾病多发生于性活跃期、有月经的妇女，初潮前、无性生活和绝经后妇女很少发生盆腔炎性疾病，即使发生也常常是邻近器官炎症的扩散。盆腔炎性疾病若未能得到及时、彻底治疗，可导致不孕、输卵管妊娠、慢性盆腔痛、炎症反复发作，从而严重影响妇女的生殖健康，且增加家庭与社会经济负担。

PID 诊断标准见表 8-1。

表 8-1　PID 的诊断标准（2010 年美国 CDC 诊断标准）

最低标准
宫颈举痛或子宫压痛或附件区压痛

附加标准
体温超过 38.3℃（口表）
宫颈或阴道异常黏液脓性分泌物
阴道分泌物湿片出现大量白细胞
红细胞沉降率升高
C-反应蛋白升高
实验室证实的宫颈淋病奈瑟菌或衣原体阳性

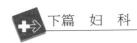

特异标准
子宫内膜活检组织学证实子宫内膜炎
阴道超声或核磁共振检查显示输卵管增粗、输卵管积液,伴或不
伴有盆腔积液,输卵管卵巢肿块
腹腔镜检查发现输卵管炎性疾病征象

第一节 子宫内膜炎

子宫内膜炎(endometritis)是妇科常见的疾病,多与子宫体部炎症并发,有急性子宫内膜炎(acute endometritis)和慢性子宫内膜炎(chronic endometritis)。

一、急性子宫内膜炎

子宫内膜充血、水肿,有炎性渗出物,严重者内膜坏死、脱落形成溃疡。镜下见大量白细胞浸润,炎症向深部侵入形成子宫肌炎。

【诊断要点】

1. 多有分娩、流产、宫腔内手术病史,全身体质衰弱。

2. 白带增多,异味或恶臭,阴道出血。

3. 高热,下腹部疼痛。

4. 妇检:子宫正常或增大,有压痛。

5. 实验室检查

(1)血象异常:白细胞计数可升高。

(2)子宫有压痛者,可取宫腔分泌物做细菌培养及药敏试验。

【治疗要点】

1. 全身治疗 卧床休息,高蛋白饮食,头高足低位,利于宫腔分泌物的引流。

2. 抗生素治疗 在敏感试验未出结果前选用广谱抗生素,可加用甲硝唑治疗厌氧菌。

3. **手术治疗**　需在大量应用抗生素后进行,主要是清宫和宫腔引流。术前应控制炎症 3 日,术后继续给予抗生素消炎。术中操作应轻柔,因感染的宫壁脆弱,易致子宫穿孔。老年性子宫内膜炎其内膜菲薄,刮取时更应注意。流产后子宫内膜炎可能残留胚胎组织,应仔细全面刮取。

【处方】

处方 1　适用于症状较轻者

(1)庆大霉素 80mg,肌内注射,每 8 小时 1 次。

或甲硝唑 0.4g,口服,每日 3 次,共 7 日。

或替硝唑 1g,口服,每日 1 次,共 7 日。

(2)5％葡萄糖注射液　250ml ｜ 静脉滴注,每日 2～3 次,
　　克林霉素　　　　　0.3g ｜ 共 3 日

后改为克林霉素 0.15g,口服,每日 4 次,共 7 日。

(3)氯氟沙星 0.2g,口服,每日 3 次。

或左氧氟沙星 500mg,口服,每日 1 次,共 10～14 日。

或5％葡萄糖注射液　250ml ｜ 静脉滴注,每日 2 次,
　氧氟沙星　　　　　0.2g ｜ 共 7 日

处方 2　对症状较重及希望保持输卵管功能者,(1)～(4)任选其中 1 组

(1)5％葡萄糖注射液　　250ml ｜ 静脉滴注,每 6 小时 1 次
　　甲氧噻吩头孢菌素 2.0g ｜ (头孢皮试阴性)

症状改善后 48 小时,继续使用多西环素 100mg,口服,每日 2 次,共 10～14 日。

(2)5％葡萄糖注射液　　250ml ｜ 静脉滴注,每 8 小时 1 次
　　克林霉素　　　　　0.9g ｜

5％葡萄糖注射液　250ml ｜ 静脉滴注,每 8 小时 1 次,
庆大霉素　　　　80mg ｜ 共 4 日

用药 48 小时,如症状改善,继续应用多西环素 100mg,口服,

每日 2 次,共 10～14 日。

$\quad$(3)生理盐水　　250ml ｜ 静脉滴注,每 6 小时 1 次(头孢
$\qquad$头孢西丁钠2.0g ｜ 皮试阴性)

或生理盐水　　　250ml ｜ 静脉滴注,每 12 小时 1 次
$\qquad$头孢替坦二钠　2.0g ｜ (头孢皮试阴性)

或生理盐水　　250ml ｜ 静脉滴注,每 12 小时 1 次(头孢
$\qquad$头孢噻肟钠　2.0g ｜ 皮试阴性),连用 10～14 日

$\quad$(4)生理盐水　　　250ml ｜ 静脉滴注,每 6 小时 1 次
$\qquad$氨苄西林/舒巴坦 3g ｜ (青霉素皮试阴性)

$\qquad$多西环素　100mg,口服,每日 2 次,共 10～14 日。

二、慢性子宫内膜炎

【诊断要点】

1. 常有胎盘(膜)残留、宫内节育器、黏膜下肌瘤等病史。

2. 常有不规则阴道出血或月经不规则。

3. 时有下腹痛及白带增多。

4. 妇检时子宫增大、有压痛。

5. 诊断性刮宫有助于确诊。

【治疗要点】

1. 去除病因　胎盘胎膜残留者,先消炎后清宫,由宫内节育器引起者,取出 IUD。

2. 药物治疗　主要是消炎和提高老年患者雌激素水平。

【处方】

处方 1　详见急性子宫内膜炎处方。

处方 2　己烯雌酚 0.5mg,每日 1 次,共 30 日。

【注意事项】

1. 急性子宫内膜炎治疗处方 2 中"(1)"主要对淋球菌和衣原体感染有效;而处方 2 中"(2)"主要是对厌氧菌及兼性的革兰阴性菌高度有效,治疗时应根据情况正确选择。

2. 慢性子宫内膜炎的治疗去除病因最为重要,处方 2 仅供老年患者使用。

第二节　急性输卵管卵巢炎、盆腔腹膜炎

在一些国家中淋菌感染是导致急性输卵管卵巢炎、盆腔腹膜炎的最主要原因,一旦有这种炎症发生,医生往往首先考虑淋菌感染的存在。足月分娩、流产后的感染也是引起此类炎症的常见原因。近年来由于宫内避孕器的广泛应用,不少急性输卵管卵巢炎、盆腔腹膜炎都是因此而发生。我国妇产科工作者在临床工作中所遇到的急性盆腔炎常与宫内避孕器的安放有关。宫内避孕器所致的子宫内膜炎或输卵管卵巢炎有时是放线菌感染。

【诊断要点】

1. 常有分娩、流产、宫腔手术、经期性交、不洁性生活等诱因。

2. 下腹痛、发热、白带增多是本病的典型症状。少数可有不规则阴道出血,或伴有肠道及膀胱刺激症状,如腹胀、腹泻、黏液便或尿频、尿急等。

3. 检查见有急性病容,体温可达 39～40℃,下腹部压痛,宫颈外口见脓性或脓血性分泌物,宫颈可有举痛,附件可触及包块或增厚,触痛明显。急性盆腔腹膜炎时下腹压痛、反跳痛、腹肌紧张,宫颈举痛剧烈,穹窿触痛明显。

4. 实验室检查:白细胞计数及中性粒细胞比例显著增高,红细胞沉降率(血沉)加速。

5. 除外急性阑尾炎、急性肾盂肾炎、输卵管妊娠、黄体破裂、卵巢囊肿扭转或破裂及肾结石引起的腹痛。

【治疗要点】

1. 一般治疗　积极支持对症治疗,卧床休息,取半卧位,体温超过 38.5℃者予以降温,高蛋白、高热能、高维生素流食或半流食,补充液体,纠正水、电解质紊乱及酸碱平衡失调。

2. 药物治疗 最好根据药敏试验选用抗生素,在药敏结果出来前,可选用广谱抗生素。

3. 手术治疗 经过抗炎治疗无效,形成输卵管积脓或输卵管、卵巢脓肿的患者,要及时行剖腹或腹腔镜探查,手术切除病灶。

【处方】

处方 1 症状较轻者,选用口服抗生素,(1)～(3)任选 1 组。

(1)甲硝唑 0.4g,口服,每日 3 次,加头孢氨苄 0.375g,口服,每日 3 次或罗红霉素 0.15g,口服,每日 3 次。

(2)克林霉素 300mg 口服,每日 3 次。

(3)甲硝唑 0.4g,口服,每日 3 次,加氧氟沙星 0.4g,口服,每日 2 次,或左氧氟沙星 0.5g,口服,每日 1 次。

以上共用 14 日。

处方 2 症状较重者选用静脉用抗生素,(1)～(4)任选一组。

(1)生理盐水	250ml	静脉滴注,每 6 小时 1 次
氨苄西林/舒巴坦	3g	(青霉素皮试阴性)
(2)5％葡萄糖注射液	250ml	静脉滴注,每日 2 次
青霉素	40 万 U	(青霉素皮试阴性),共 4～7 日
5％葡萄糖注射液	500ml	静脉滴注,每 8 小时 1 次,共 4～7 日
庆大霉素	8 万 U	
5％葡萄糖注射液	100ml	静脉滴注,每 8 小时 1 次,共 4～7 日
甲硝唑	0.5g	
(3)5％葡萄糖注射液	250ml	静脉滴注,每日 2 次,共 4～7 日(头孢皮试阴性)
头孢唑啉钠	2.0g	
5％葡萄糖注射液	100ml	静脉滴注,每日 2 次,共 4～7 日
甲硝唑	0.5g	
(4)5％葡萄糖注射液	500ml	静脉滴注,每日 2 次,共 4～7 日(头孢皮试阴性)
头孢拉定	2.0g	

| 5%葡萄糖注射液 | 100ml | 静脉滴注,每日2次, |
| 甲硝唑 | 0.5g | 共4～7日 |

处方3 青霉素皮试阳性者选用。

| 5%葡萄糖盐水 | 500ml | 静脉滴注,每日3次,共4～7日 |
| 林可霉素 | 600mg | |

| 或5%葡萄糖注射液 | 500ml | 静脉滴注,每日2次, |
| 红霉素(少用) | 600mg | 共4～7日 |

处方4 重症者可选用下列(1)～(10)中的任一组药物。

(1)5%葡萄糖注射液	500ml	静脉滴注,每8小时1次
克林霉素	0.6g	
5%葡萄糖盐水	250ml	静脉滴注,每日1次
阿米卡星	0.4g	

| (2)5%葡萄糖注射液 | 250ml | 静脉滴注,每6小时 |
| 头孢西丁 | 2.0 g | 1次(头孢皮试阴性) |

| (3)5%葡萄糖注射液 | 250ml | 静脉滴注,每日2次(头 |
| 头孢噻肟 | 2.0g | 孢皮试阴性) |

| (4)5%葡萄糖注射液 | 250ml | 静脉滴注,每日2次(头 |
| 头孢曲松 | 1.0g | 孢皮试阴性) |

| (5)5%葡萄糖注射液 | 250ml | 静脉滴注,每日1次 |
| 头孢替坦 | 2.0g | (头孢皮试阴性) |

| (6)5%葡萄糖注射液 | 250ml | 静脉滴注,每6小时 |
| 头孢孟多 | 2.0g | 1次(头孢皮试阴性) |

| (7)5%葡萄糖注射液 | 250ml | 静脉滴注,每日2次 |
| 头孢唑肟 | 2.0g | (头孢皮试阴性) |

| (8)5%葡萄糖注射液 | 250ml | 静脉滴注,每日2次 |
| 环丙沙星 | 0.2g | |

0.5%甲硝唑 100ml,静脉滴注,每日2次。

| (9)5%葡萄糖注射液 | 250ml | 静脉滴注,每日2次 |
| 氧氟沙星 | 0.4g | |

0.5%甲硝唑　100ml 静脉滴注,每日 2 次。

(10)5%葡萄糖注射液　250ml

左氧氟沙星　　　　0.2g

静脉滴注,每日 2 次

替硝唑 100ml,静脉滴注,每日 2 次。

用药至体温血象正常后巩固 2～3 日,后改为口服抗生素,共 14 日。

处方 5　考虑有衣原体、支原体或淋菌感染加用。

多西环素 100mg,每日 2 次,共 10～14 日。

或阿奇霉素 500mg,每日 1 次,共 3 日。

【注意事项】

1. 急性输卵管卵巢炎、盆腔腹膜炎患者,一般均需住院治疗。入院后可及时取宫颈分泌物、后穹隆穿刺液等病原体检查及药敏试验。

2. 抗生素治疗需严格遵循抗生素使用原则,临床症状、细菌学诊断、药敏试验是选药的重要参考。在培养和药敏试验结果未出来前,先选用足量广谱高效抗生素。抗生素使用中,注意疗效观察,效果不佳时,及时调整,并需要警惕并发症及合并症发生。抗生素治疗需彻底,以防转为慢性。症状消失,体温正常,抗生素继续使用 48 小时,如曾有脓肿形成再继续用药 7 日。

3. 对放置宫内节育器者,抗生素治疗后应将其取出。

4. 急性输卵管卵巢炎、盆腔腹膜炎的预防:①做好经期、孕期、产褥期的卫生宣教。②严格掌握妇产科手术指征,做好术前准备,术后预防感染。③注意性生活,减少性传播疾病,经期禁止性交。

5. 此病应及时治疗,彻底治愈,防止转为慢性。

第三节　慢性输卵管卵巢炎、盆腔腹膜炎

慢性输卵管卵巢炎、盆腔腹膜炎多由急性输卵管卵巢炎、盆

腔腹膜炎迁延而来。

【诊断要点】

1. 有急性盆腔炎病史,可反复发作。

2. 下腹部坠痛、腰骶部胀痛、性交痛、痛经、白带增多、不孕等。

3. 妇科检查:可扪及附件区触痛性包块或囊性物,子宫后屈,移位,活动差,甚至固定。

4. 常并发不孕。

5. 除外子宫内膜异位症、生殖器结核、卵巢恶性肿瘤等。

【治疗要点】

1. 一般治疗 心理治疗,加强锻炼,增强体质。

2. 药物治疗 急性发作时,应用抗生素感染,非急性发作以中药治疗为主。

3. 物理治疗 可用激光、微波、超短波、热水坐浴等。

4. 手术治疗 有以下情况应手术治疗:

(1)年龄较大,已有子女,且症状明显者。

(2)有反复急性发作史,而经非手术治疗效果不佳者。

(3)已形成较大的输卵管囊肿、卵巢囊肿或输卵管积液者。

(4)年龄较轻,婚后不孕,其他功能正常,输卵管梗阻,但未形成包块,且盼生育者。

【处方】

处方 1 急性发作患者,积极抗生素彻底治疗,可加用下列药物。

糜蛋白酶 5mg,肌内注射,隔日 1 次。

或玻璃酸酶(透明质酸酶)1500U,肌内注射,隔日 1 次。

或地塞米松 0.75mg,每日 3 次。

处方 2 非急性发作患者可选用中药或中成药。

处方 3 用于疼痛较剧者(青霉素皮试阴性)。

0.25%普鲁卡因 40ml,骶前封闭,每周 1~2 次,共 4~5 次或

0.25％普鲁卡因,侧穹窿注射,每日 1 次,共 5～7 次。

【注意事项】

1. 慢性炎症患者由于经常有下腹坠痛,思想顾虑重,应加强宣传,解除思想顾虑,加强营养,做好体质锻炼,避免重体力劳动或频繁性生活。

2. 慢性输卵管卵巢炎治疗应达到以下要求:取得根治效果,减轻患者痛苦;婚后不孕者有受孕可能;年轻患者尽量保留卵巢功能。

3. 物理治疗时利用温热促进盆腔局部血液循环,改善组织硬变状况,提高新陈代谢,以利炎症吸收和消退。常用的有短波、微波、激光、离子透入(可加入各种药物如青霉素、链霉素等),可在临床选用。物理治疗的禁忌证:月经期及孕期;生殖器有恶性肿瘤;有出血;合并有心、肝、肾等功能不全;活动结核;高热;过敏体质。

第四节　急性盆腔结缔组织炎

原发性急性盆腔结缔组织炎多由于手术损伤所致,病原体进入盆腔结缔组织而引起结缔组织充血、水肿及中性粒细胞浸润。以宫旁结缔组织炎最常见,开始局部增厚,质地较软,边界不清,以后向两侧盆壁成扇形浸润,若组织化脓形成盆腔腹膜外脓肿,可自发破入直肠或阴道。

【诊断要点】

1. 发病前有经腹或经阴道、宫颈、子宫手术病史。

2. 发热、下腹痛。

3. 常有直肠、膀胱压迫症状。

4. 妇科检查发现子宫周围的组织有增厚、波动感、触痛,但无明显块物;子宫切除术后发病者,阴道残端见脓性或脓血性分泌物。如急性盆腔结缔组织炎已形成脓肿或合并子宫附件炎,则盆腔可扪及包块。

【治疗要点】

主要依靠抗生素,用药与治疗急性输卵管卵巢炎相同。

【处方】

同"第 8 章第二节急性输卵管卵巢炎、盆腔腹膜炎"。

【注意事项】

1. 如抗菌药治疗过程中,患者高热不退,需及时改变药物,排除肾周围脓肿等隐匿性脓肿、盆腔血栓等静脉炎。抗菌药可选用广谱抗菌药,药敏试验结果得出后可选用敏感药物。

2. 急性盆腔结缔组织炎,有下列情况者,需做特殊处理:

(1)宫腔残留组织,阴道出血时,首先积极消炎,如无效或出血多时,在用药控制感染的同时,用卵圆钳小心慎重地清除宫腔的内容物,避免刮宫。

(2)宫腔积脓时,应扩张宫口,使脓液引流通畅。

(3)已形成脓肿者,根据脓肿部位,切开引流。

第五节 慢性盆腔结缔组织炎

慢性盆腔结缔组织炎常继发较严重的慢性宫颈炎、急性盆腔结缔组织炎治疗不彻底,或患者体质较差、炎症迁延为慢性,局部以纤维组织增生为主,逐渐使结缔组织变为较坚硬的瘢痕组织,出现"冰冻骨盆"的形态。

【诊断要点】

1. 骶部或下腹部胀痛、性交痛。

2. 阴道、直肠、腹部三合诊时,双侧宫骶韧带明显增厚,触痛,宫腔组织增厚、变硬、子宫活动受限,甚至固定。

3. 长期反复发作,可并发骶髂关节炎。

【治疗要点】

积极治疗慢性宫颈炎及急性盆腔结缔组织炎。

【处方】

参考第 7 章第三节宫颈炎症及第 8 章第四节急性盆腔结缔组织炎。

【注意事项】

1. 慢性盆腔结缔组织炎有时比较顽固,症状可以复发,需较长时间的观察和随访。

2. 应用抗生素治疗可能取得一定疗效,与物理治疗合用效果较好,但抗生素不能长期使用。

3. 慢性盆腔结缔组织炎经治疗后症状可减轻,但月经期后,性交后,以及过分体力劳动后易复发,因此须对患者做好宣传解释工作,使患者心平气和地接受和理解治疗。

第六节 盆腔脓肿

盆腔脓肿包括输卵管积脓、卵巢积脓、输卵管卵巢脓肿及急性盆腔腹膜炎与急性盆腔结缔组织炎所致的脓肿。

【诊断要点】

1. 高热、下腹痛明显。

2. 妇科检查:盆腔可扪及明显包块,可有波动感,明显触痛。

3. 盆腔脓肿破裂,可自发地穿破阴道后穹窿排出,也可破入直肠,症状可随之迅速减轻。如脓液流入腹腔引起急性腹膜炎甚至败血症可致死亡。

4. B 超、CT、穿刺吸引法有利于明确脓肿大小、位置及周围组织情况。

【治疗要点】

1. 一般治疗 卧床休息,半卧位有利于脓液聚积于直肠子宫陷凹以使炎症局限。给予营养及补液,纠正水电解质平衡紊乱。高热采取物理降温。

2.药物治疗　详见"第8章第三节慢性输卵管卵巢炎、盆腔腹膜炎"。

3.手术治疗

(1)手术指征

①药物治疗无效。盆腔脓肿形成经药物治疗48～72小时，体温持续不降，患者中毒症状加重或包块增大者。

②输卵管积脓或输卵管卵巢脓肿。经药物治疗病情有好转，继续控制炎症数日(2～3周)，肿块仍未消失但已局限化。

③脓肿破裂。突然腹痛加剧，寒战、高热、恶心、呕吐、腹胀，检查腹部拒按或有中毒性休克表现。

(2)手术方式

①脓肿切开引流。如盆腔脓肿位置低、突向阴道后穹窿时，可经阴道切开排脓，同时注入抗生素。近几年报道对抗生素治疗72小时无效的输卵管卵巢脓肿，可在超声引导或CT下采用经皮引流技术，获得较好的治疗效果。

②剖腹探查或腹腔镜手术行脓肿切除。不适宜引流的脓肿应尽量切除，适用于输卵管脓肿、输卵管卵巢脓肿或积水。

【处方】

同"第8章第三节慢性输卵管卵巢炎、盆腔腹膜炎"。

【注意事项】

1.盆腔脓肿一般均需住院治疗，药物治疗过程中随时警惕脓肿破裂的可能。

2.尽量避免不必要的妇科检查以免引起炎症扩散，若有腹胀应行胃肠减压。

3.手术治疗多用于药物治疗效果不好的患者。

4.手术范围根据病变范围、患者年龄、一般状态等条件全面考虑，原则以切除病灶为主。年轻妇女尽量保留卵巢功能，尽可能采用保守性手术。年龄大、双附件受累或附件脓肿屡次发作者，行全子宫＋双侧附件切除。对极度衰弱危重患者的手术范围需按具体情况而定。若为盆腔脓肿或盆腔结缔组织脓肿,可根据脓肿的位置,经阴道或腹部切开排脓。

5. 术后留置引流管,早活动预防粘连。

第9章

生殖器结核

由结核分枝杆菌引起的女性生殖器炎症,称为生殖器结核（genital tuberculosis）。又称结核性盆腔炎。多见于 20—40 岁女性,也可见于绝经后老年女性。近年由于对结核病控制的松懈,生殖器结核的发病率有升高的趋势。

【诊断要点】

1. 不孕,输卵管结核及子宫内膜结核多引起不孕。

2. 月经失调,多发生于子宫内膜病变的患者,出现月经不调多属于晚期。

3. 由于盆腔粘连的形成引起下腹痛,经期加重。

4. 多有发热、盗汗、乏力、食欲不振等不适,亦有经期发热等全身中毒症状。

5. 全身及妇科检查。诊断性刮宫,宫腔及输卵管造影及腹腔镜检查所见诊断,严重的盆腔结核在体检时发现囊性肿块,边界不清,叩诊鼓音,以及子宫发育不良,子宫两侧条索样输卵管与卵巢粘连形成的形状不规则的肿块。

6. 实验室检查。子宫内膜病理检查、胸部及盆腔 X 线检查、腹腔镜下取活检、结核菌素检查、结核菌素实验,以及血常规中活动期红细胞沉降率增快（正常时不能完全排除结核）。

【治疗要点】

1. 支持治疗　急性患者休息 3 个月,慢性患者从事轻微工作学习,加强营养,适当体育锻炼。

2. 药物治疗

3. 手术治疗　手术指征如下。

(1)盆腔肿块经治疗后缩小,但不能完全消退。

(2)治疗无效或反复发作者,难以与盆腹腔恶性肿瘤鉴别者。

(3)盆腔结核形成较大的包块或较大的盆腔积液者。

(4)子宫内膜结核严重,内膜破坏广泛,药物保守治疗无效者。

遵循早期、联合、规律、适量、全程原则。

【处方】

处方1　用于初次治疗的患者。

(1)强化期(2个月)异烟肼、利福平、吡嗪酰胺及乙胺丁醇。

(2)巩固期:继续期(4个月):每日连续应用异烟肼、利福平(简称 2HRZE/4HR);或每周 3 次间歇应用异烟肼、利福平(简称 2HRZE/4H$_3$R$_3$)。

处方2　用于治疗失败或复发的患者。

(1)强化期(2个月):异烟肼、利福平、吡嗪酰胺及乙胺丁醇。

(2)每日连续应用异烟肼、利福平、乙胺丁醇(简称 2HRZE/4HRE)或每周 3 次间歇应用异烟肼、利福平、乙胺丁醇(简称 2HRZE/4H$_3$R$_3$)。

刮宫时药物治疗:链霉素 0.75g,肌内注射,异烟肼 0.3g,口服,术前 3 日及术后 4 日。

【注意事项】

1. 生殖器结核的病原体为结核杆菌,血性传播为最主要的传播途径。

2. 临床诊断困难,根据结合病史、临床表现及辅助检查进行诊断。

3. 治疗上主要依靠抗结核治疗,必要时考虑手术治疗。

第10章

妊娠合并性传播疾病

第一节　淋　病

由淋病奈瑟菌引起的以泌尿系生殖器化脓性感染为主要表现的性传播性疾病。主要以生殖器化脓性感染为主要表现的性传播疾病。淋病(gonorrhea)为革兰阳性双球菌,对柱状上皮及移行上皮亲和力较强,引起泌尿生殖道感染。

【诊断要点】

1. **主要通过性传播,间接传播概率较小**　妊娠期感染时主要局限于下生殖道,急性淋病性输卵管炎极其少见。妊娠期盆腔供血增多及免疫功能改变使传播性淋病增加。孕妇感染后可累及羊膜腔导致胎儿感染,新生儿也可通过分娩时产道感染。

2. **临床表现**　阴道分泌物增多,外阴瘙痒或灼热,偶有下腹痛。妇科检查:宫颈水肿、充血等宫颈炎表现,上行感染引起输卵管炎症、子宫内膜炎、宫外孕及不孕症。也可有尿道炎和前庭大腺炎。

3. **分泌物涂片**　查见中性粒细胞内有革兰阴性双球菌;淋菌培养为金标准;核酸扩增试验。

【治疗要点】

尽早治疗,要求及时、足量、规范,首选药物三代头孢菌素。

【处方】

(1)头孢曲松 125mg,单次肌内注射。

(2)头孢克肟 400mg,单次口服。

(3)不可耐受头孢类药物者使用阿奇霉素 2g,单次肌内注射。

(4)合并衣原体感染的孕妇可同时应用阿奇霉素 1g,顿服;或阿莫西林进行治疗。

(5)播散性淋病:头孢曲松 1g,肌内注射或静脉注射,每日 1次,症状改善后 24～48 小时改为头孢克肟 400mg,口服,每日 2次,连用 7 日。

【注意事项】

1. 淋菌产妇分娩的新生儿:红霉素眼膏预防淋菌性眼炎;头孢曲松 25～50mg(不超过 125mg),单次肌内注射或静脉注射。

2. 新生儿治疗不及时可致新生儿死亡。

第二节　梅　毒

梅毒(syphilis)是由苍白密螺旋体感染引起的慢性全身性传播性疾病。早期梅毒在 2 年内包括:一期梅毒(硬下疳);二期梅毒(全身皮疹);早期潜伏梅毒(感染 1 年内);晚期梅毒指病程在 2年以上,包括皮肤、黏膜、骨、眼等梅毒;血管梅毒;神经梅毒;内脏梅毒;晚期潜伏梅毒。性传染为主要传播途径,感染 1 年内最具有传染性,病程在 4 年以上者基本无传染性。也可通过血液途径传播。

孕妇可通过胎盘传给胎儿引起先天梅毒,即使孕妇梅毒病程超过 4 年,亦可传给胎儿,胎儿也可在自然分娩中通过软产道被感染。

【诊断要点】

1. 早期表现主要是硬下疳,硬化性淋巴结炎,全身黏膜损害;晚期梅毒为永久性皮肤黏膜损害,并可侵犯心血管、神经系统等各种组织器官而危及生命。

2. 早期病损处分泌物查找病原体；非梅毒螺旋体试验，同一实验室同一方法两次检测 2 个倍比稀释度有意义，但缺乏特异性；梅毒螺旋体试验，由于抗体可终身阳性，故不能用于观察疗效、鉴别复发和再感染；脑脊液检查诊断神经梅毒；先天梅毒 PCR 检测羊水中梅毒螺旋体 DNA 可诊断。

【治疗要点】

首选青霉素治疗，妊娠早期治疗可能避免胎儿感染，妊娠中晚期可使受感染的胎儿在出生前治愈。梅毒患者已接受正规治疗和随诊，则可无需再治疗。上次检查有疑问，或本次检查发现的梅毒，应再接受 1 个疗程治疗。妊娠早期和晚期应各进行 1 个疗程的治疗，对妊娠早期发现的梅毒，争取完成 2 个疗程治疗，中间间隔 2 周。

【处方】

(1)早期梅毒：包括一、二期及病期 1 年内的潜伏梅毒。

苄星青霉素 240 万 U，单次肌内注射，亦有建议 1 周后重复 1 次。

(2)晚期梅毒：包括三期及晚期潜伏梅毒。

苄星青霉素 240 万 U，肌内注射，1 周 1 次，连用 3 次。

(3)神经梅毒

青霉素 G300 万～400 万 U，静脉注射，每 4 小时 1 次，连用 10～14 日。

或普鲁卡因青霉素 240 万 U，肌内注射，每日 1 次，加用丙磺舒 500mg，口服，每日 4 次，共用 10～14 日。

(4)青霉素过敏者首选脱敏和脱敏后青霉素治疗；头孢菌素类药物效果不明确。

四环素和多西环素禁用于孕妇；红霉素和阿奇霉素对孕妇和胎儿感染疗效差。

(5)先天梅毒：确诊为先天梅毒儿均应治疗。

普鲁卡因青霉素 5 万 U/(kg·d),肌内注射,连用 10 日。

脑脊液正常者:苄星青霉素 5 万 U/(kg·d),肌内注射,共 1 次。

【注意事项】

梅毒通过胎盘垂直传播可引起流产、死胎、早产、先天梅毒。先天梅毒患儿占死胎 30% 左右,即使存活,病情较重。早期梅毒:皮肤大疱、皮疹、鼻炎及鼻塞、肝脾肿大、淋巴结肿大;晚期梅毒:多出现在 2 岁以后,表现为楔状齿、鞍鼻、间质性角膜炎、骨膜炎、神经性耳聋,病死、致残率较高。

应随访 2~3 年,第一年 3 月 1 次,以后每半年 1 次,治疗 6 个月后血清滴度未下降 4 倍者,应视为治疗失败或再感染,应行加倍治疗剂量以及行脑脊液检查,确定有无神经梅毒。多数一期梅毒在 1 年内,二期梅毒在 2 年内血清学转阴。少数非螺旋体抗体滴度低水平持续 3 年以上,可诊断为血清学固定。

第三节 尖锐湿疣

尖锐湿疣(condyloma acuminata)由人乳头状病毒(human papilloma virus,HPV)感染引起的慢性全身性传播性疾病。其发病率仅次于淋病,居于第二位,常与多种性传播性疾病并存。早年性交、多个性伴侣、免疫力低下、吸烟及高性激素水平为高危因素。孕妇的细胞免疫力低、甾体激素水平增高、局部血循环丰富,容易患尖锐湿疣。且病灶容易生长,巨大尖锐湿疣可阻塞软产道,或在分娩时导致大出血。主要通过性传播,不排除间接传播可能,感染胎儿是经胎盘感染,胎儿通过软产道时吞咽含 HPV 羊水、血或分泌物而感染。

【诊断要点】

1. 外阴瘙痒、灼痛或性交后疼痛不适。病灶初为散在或簇状增生的粉红色或白色小乳头状疣。病灶增大后互相融合,呈鸡冠状、菜花状及增生状。病灶多在性交易皮损部位。

2.组织学检查见挖空细胞、HPV DNA 检测并且分型。

【治疗要点】

1.妊娠 36 周前,位于外阴较小的病灶,可选用局部药物治疗;若病灶较大且有蒂可行物理及手术治疗,如激光、微波、冷冻、电灼等。

2.近足月或足月后,病灶局限于外阴者,仍可行冷冻或手术切除病灶后经阴道分娩;若病灶广泛,存在于外阴、阴道、宫颈时均应剖宫产,产后部分尖锐湿疣可迅速减少,甚至可自然消退。

【处方】

80％～90％三氯醋酸涂擦病灶局部,每周 1 次。

【注意事项】

孕妇感染尖锐湿疣:不明确剖宫产是否可预防婴幼儿呼吸道乳头状瘤的发生,妊娠合并尖锐湿疣不是剖宫产的指征。

第四节　生殖器疱疹

生殖器疱疹(genital herpes)是单纯疱疹病毒(herpes simplex virus,HSV)感染引起的性传播性疾病,主要为生殖器及肛门皮肤溃疡,易复发。主要由 HSV-2 引起,占 79％～90％。由于口-生殖器性交行为导致的 HSV-2 感染,占 10％～30％。

【诊断要点】

1.HSV-2 主要存在皮损渗液、宫颈及阴道分泌物、精液、前列腺液,通过性传播。

2.临床表现:生殖器散在或簇集小水泡,破溃后形成溃烂或溃疡,自觉疼痛,伴腹股沟淋巴结肿痛,发热、头痛、乏力等全身症状。

3.实验室检查:病毒培养、抗原检测、核酸扩增试验、血清学检测。

【治疗要点】

治疗原则为减轻症状,缩短病程,减少 HSV 排放,控制其传染性。

【处方】

(1)原发性生殖器疱疹

阿昔洛韦 400mg,口服,每日 3 次,连用 7～10 日;

或阿昔洛韦 200mg,口服,每日 5 次,连用 7～10 日。

(2)复发性生殖器疱疹:阿昔洛韦 400mg,口服,每日 3 次,连用 5 日;或阿昔洛韦 800mg,口服,每日 2 次,连用 5 日。亦可改为软膏及霜剂涂抹局部,但效果不及全身用药及可引起耐药。

【注意事项】

初次感染发病不足 1 个月者以剖宫产结束分娩;复发性疱疹,病程超过 1 周的复发性疱疹可经阴道分娩,分娩时避免有创的干预操作;HSV 活动性感染产妇,乳房无活动性 HSV 损伤可哺乳,哺乳期仍可使用阿昔洛韦治疗。

原发性生殖器疱疹在妊娠早期并不会引起自然流产或死胎发生,但在妊娠晚期可造成早产。严重的宫内感染罕见。新生儿感染者,35%感染局限在眼部或口腔,30%发生脑炎等中枢神经系统疾病,25%伴有多个重要脏器的损害。

第五节　生殖道沙眼衣原体感染

由沙眼衣原体(chlamydia trachomatis,CT)引起的慢性全身性传播性疾病,为常见的性传播疾病之一。在经济发达地区疾病发生率有上升趋势。主要感染柱状上皮及移行上皮而不向深层侵犯。

【诊断要点】

1. 成人感染通过性传播为主,间接传播少见。孕妇感染后可形成宫内感染,亦可通过产道感染新生儿。

2. 妊娠期间感染症状轻微,以子宫颈炎、尿道炎、巴氏腺感染多见。亦有子宫内膜炎、输卵管炎、腹膜炎、反应性关节炎和莱特尔综合征,但较少见。

3. 实验室检查:衣原体培养为金标准、抗原检测、核酸扩增试验、血清学检测。

【治疗要点】

药物治疗。

【处方】

妊娠期沙眼衣原体感染首选:阿奇霉素 1.0g,顿服;或阿莫西林 500mg,口服,每日 3 次,连用 7 日。

不推荐红霉素,禁用多西环素、喹诺酮类和四环素,同时治疗性伴侣。

对可能感染的新生儿及时治疗,可预防沙眼衣原体性肺炎的发生:红霉素 50mg/(kg·d),分 4 次口服,连用 10～14 日。

对沙眼衣原体感染的预防:0.5％红霉素眼膏,出生后立即滴眼;或 1％四环素眼膏,出生后立即滴眼。

若为沙眼衣原体性结膜炎:可用 1％硝酸银液滴眼。

【注意事项】

无证据表明生殖道衣原体感染和剖宫产后盆腔感染有关,胎儿主要经产道感染,引起新生儿肺炎及眼炎,新生儿血清 IgM 阳性,表明宫内感染。

第六节 支原体感染

由人类的支原体(mycoplasma)引起的慢性全身性传播性疾病。以女性生殖道分离出的人型支原体(mycoplasma hominis,MH)及解脲支原体(mycoplasma ureaplasma,UU)最常见,近年来研究发现肺炎衣原体、生殖道支原体也可引起母儿感染。

【诊断要点】

1. 支原体存在于阴道、尿道周围、宫颈外口及尿液中,主要通过性接触传染。可经胎盘垂直传播,或生殖道上行传播引起宫腔感染,亦可通过分娩时污染的产道感染胎儿。

2. 临床表现:阴道炎、宫颈炎,常合并其他致病菌共同感染。

3. 实验室检查:支原体培养;血清学培养;PCR 技术。

【治疗要点】

药物治疗。

【处方】

孕妇首选:阿奇霉素 1g,顿服。

替代疗法为红霉素 0.5g,口服,每日 2 次,连用 14 日。

新生儿感染选用红霉素 25～40mg(kg·d),分 4 次,静脉滴注;或红霉素 25～40mg(kg·d),口服,连用 7～14 日。

【注意事项】

支原体感染在妊娠 16～20 周侵袭羊膜,损伤胎盘造成绒毛膜炎,导致晚期流产、胎膜早破、早产和死胎,存活儿可造成低体重儿和先天畸形。新生儿感染可造成支原体肺炎。亦可导致母儿支原体血症。产后哺乳或空气传播引起新生儿肺炎。

第七节　获得性免疫缺陷综合征

艾滋病(acquired immuno deficiency syndrome,AIDS)即获得性免疫缺陷综合征、是由人免疫缺陷病毒(HIV)引起的一种严重传染病。主要通过性传播。由 HIV 引起的 T 淋巴细胞损害导致持续性免疫缺陷,多个脏器出现机会性感染及罕见恶性肿瘤。

【诊断要点】

1. HIV 主要通过性传播。其次为血液传播,如吸毒者,接受 HIV 感染的血液或血制品、接触 HIV 患者血液及黏液等。妊娠期间可通过胎盘传给胎儿,或分娩时经软产道感染,20％发生在36 周前,50％发生在分娩前几日,30％在产时传染给胎儿。哺乳期间可经母乳传染给胎儿。

2.临床表现:发热、体重下降、全身浅表淋巴结肿大、合并各种条件性感染。

3.实验室检查:抗 HIV 抗体阳性,CD4 淋巴细胞总数小于200/mm³,CD4/CD8 大于 1;血清 p24 抗原阳性。

【治疗要点】

1.抗病毒治疗

2.其他免疫调节药　α-干扰素、IL-2 等也可使用。

3.支持对症治疗　加强营养,治疗机会性感染及恶性肿瘤。

4.产科处理　避免胎儿暴露于血液和体液的危险操作,建议在妊娠 38 周时选择剖宫产以降低 HIV 母婴传播。不推荐母乳喂养。对于产后出血建议用催产素和前列腺素药物,不主张用麦角新碱。

【处方】

抗病毒治疗:从妊娠 14－34 周至分娩。可明显降低母婴传播的概率:齐多夫定 500mg,每日 1 次,口服。

临产后:齐多夫定 1mg/(kg·h),持续静脉滴注直至分娩。

产后 8～12 小时开始:齐多夫定 2mg/kg,每 6 小时 1 次,静脉滴注至产后 6 周。

【注意事项】

AIDS 无治愈方法,重在预防。宣传教育、取缔吸毒、对高危人群进行 HIV 抗体检测、对 HIV 抗体阳性者随访,防止继续播散、献血前检测 HIV、防止医源性感染、宣传阴茎套预防 AIDS、及时治疗 HIV 感染的孕产妇。82％的孕妇无症状,12％有症状,仅6％为艾滋病。妊娠期免疫功能受抑制,可能影响 HIV 感染病程,加速从无症状期发展为艾滋病。加重 AIDS 及相关综合征的病情,45％～75％无症状孕妇产后 28～30 个月出现症状;宫内感染为 HIV 垂直传播的主要方式,可经胎盘感染胎儿。剖宫产亦不可减低新生儿的感染概率。母乳喂养风险不清,不推荐母乳喂养。

第 11 章

妇科急腹症

第一节　异位妊娠

异位妊娠是受精卵在子宫腔外部位着床发育的异常妊娠过程,俗称"宫外孕"(ectopic pregnancy,extrauterine pregnancy)。以输卵管妊娠最常见,其他包括卵巢妊娠、宫角妊娠、腹腔妊娠、阔韧带妊娠、宫颈妊娠,有剖宫产史的可发生子宫瘢痕妊娠。异位妊娠是妇产科常见的急腹症,近年,由于人们健康意识的提高,早期孕检提高了异位妊娠的检出率,使其尽早接受治疗,避免了大部分异位妊娠破裂大出血的发生。

一、输卵管妊娠

输卵管妊娠(tubal pregnancy)是最常见的异位妊娠,病因常由于输卵管管腔或周围的炎症,引起管腔通畅不佳,阻碍孕卵正常运行,使之在输卵管内停留、着床、发育,导致输卵管妊娠流产或破裂。按妊娠部位不同分为间质部妊娠、峡部妊娠、壶腹部妊娠、伞端妊娠,其中以壶腹部最为常见,占 70%～80%。

【诊断要点】

1. 三联征　停经、腹痛及阴道出血是典型的三联征。

(1)停经:停经是指月经周期延迟,日数长短不一,但也有部分患者发现较早,妊娠时间不足 1 月,部分患者将异常阴道出血误以为月经来潮等。

(2)腹痛:由于输卵管容积有限,随着妊娠囊逐渐增大,常表现为患侧下腹部隐痛或酸胀感,但输卵管妊娠出现流产或破裂时,为突发患侧下腹部撕裂样疼痛,严重者可伴恶心、呕吐,如出血局限于盆腔流向子宫直肠陷窝,可引起肛门坠胀感,如出血较多流向全腹可刺激膈肌引起胸痛或肩胛部放射痛,以平躺时为重,故患者常半卧位。

(3)阴道出血:由于胚胎组织难以存活,引起阴道不规则出血,少数患者误以为月经来潮,出血常伴有蜕膜组织排出,一般在血 HCG 下降至正常后出血方可停止。

2. 生命体征 当腹腔内出血不多时,患者的体温、脉搏、血压等无明显改变;腹腔内出血较多较急时,患者可出现面色、口唇苍白,体温降低、脉搏细弱、心率增快、血压下降等休克表现。

3. 腹盆腔检查 腹腔内出血多时可伴腹膨隆,腹部压痛、反跳痛,轻度肌紧张,叩诊呈浊音,盆腔双合诊,阴道内可伴或不伴出血,宫颈因盆腔积血出现举痛及摇摆痛,后穹窿饱满,子宫及两侧附件区压痛、反跳痛,以患侧为著。

4. 实验室检查

(1)β-HCG:是早期诊断异位妊娠的重要指标,如尿中或血中呈阳性则可诊断为妊娠,异位妊娠时血 β-HCG 的值常低于宫内妊娠,且 48 小时后不出现倍增,常提示异位妊娠或先兆流产可能。

(2)孕酮:输卵管妊娠时孕酮多<20ng/ml,如>25ng/ml,则宫内妊娠概率大。

(3)血常规:异位妊娠破裂时可出现血红蛋白减低,但出血较急时可因血液浓缩导致血红蛋白无明显下降,需提高注意,以免延误治疗。

5. 超声诊断 分为经腹及经阴道超声,尽量选用阴道超声,因其分辨率高、准确性好。注意将 HCG 结果与超声相结合进行诊断,如患者确认妊娠,超声宫腔内未见妊娠囊而宫旁探及异常回声包块,需高度怀疑异位妊娠,如宫旁包块内发现胎心胎芽,异位妊娠诊断明确;如血 HCG＞2000U/L,阴道超声子宫腔内未见妊娠囊时,异位妊娠诊断基本明确。

6. 后穹窿或腹腔穿刺　于盆腔最低点即子宫直肠陷窝处刺入,如抽出不凝血证明有腹腔内出血,此时可作为手术的依据;但有部分患者腹腔内出血较少或局部形成血块、子宫直肠陷窝粘连等,可致血液无法抽出,亦可于阴道 B 超下于积液最深处进行穿刺以提高穿刺的成功率;对腹腔内出血较多、患者已处于休克状态、难以行膀胱截石位时可行腹腔穿刺尽快诊断。

7. 诊断性刮宫　如患者已明确妊娠,但难以区分宫内或宫外时,如无继续妊娠要求且无明显腹腔内出血,可行诊断性刮宫,刮出物中发现绒毛证明为宫内孕,但需警惕少数宫内孕合并异位妊娠情况,如刮出物中仅有蜕膜组织,则有助于诊断异位妊娠。

【治疗要点】

分为药物治疗和手术治疗。

1. 药物治疗　适用于年轻要求保留生育功能的女性,适应证:

(1)无药物治疗禁忌,如肝肾功能正常,无明显过敏史等。

(2)无明显腹腔内出血。

(3)附件区包块之间≤4cm。

(4)血 β-HCG＜2000U/L。主要药物为氨甲蝶呤,破坏绒毛、抑制滋养细胞增生达到杀胚作用。

2. 手术治疗　适应证如下。

(1)生命体征不稳定或有明显腹腔内出血者。

(2)异位妊娠诊断明确,血 HCG＞2000U/L,或持续上升者,附件区大包块或有胎心者。

(3)药物治疗禁忌或无效者。

(4)随诊不可靠者。

(5)诊断不明确者可行腹腔镜探查手术。

手术方式分为保守手术和根治手术,保守手术适用于年轻女性,有生育要求,尤其是对侧输卵管已切除或病变者,常见的为输卵管开窗取胚术,保留了患侧输卵管,但有持续性、重复性异位妊娠可能,必要时二次手术或使用氨甲蝶呤治疗;根治性手术适用于无生育要求,内出血较多合并休克的患者,行患侧输卵管切除,两种手术方式可选择开腹或腹腔镜手术完成,对于生命体征稳定,无休克症状的患者,且手术医师具备腹腔镜操作技能可选择经腹腔镜手术。

【处方】

1. 药物保守治疗

处方 1　单次给药 MTX50mg/m²,深部肌内注射,无需四氢叶酸(CF)解毒。或 MTX1mg/kg 肌内注射,隔日 1 次,第 1、3、5、7 日;CF0.1mg/kg 肌内注射,第 2、4、6、8 日。或 MTX0.4mg/(kg/d),肌内注射,连续 5 日为 1 个疗程。

处方 2　米非司酮 600mg,单次口服。

或米非司酮 150mg,顿服,第 1 日,50mg ＋25mg,第 2 日,50mg ＋25mg,第 3 日,总量共 300mg。

2. 手术治疗后需给予抗生素预防性治疗

处方 1　0.9%生理盐水　250ml　静脉滴注,每 12 小时 1 次
　　　　头孢硫脒　　　2g　　（头孢菌素皮试阴性）

或0.9%生理盐水　250ml　静脉滴注,每 12 小时 1 次
　头孢替唑　　　　2g　　（头孢菌素皮试阴性）

或0.9%生理盐水　250ml　静脉滴注,每 12 小时 1 次
　头孢唑啉钠　　　1g　　（头孢菌素皮试阴性）

或0.9%生理盐水　250ml　静脉滴注,每 12 小时 1 次
　氟氯西林　　　　1g　　（青霉素皮试阴性）

处方 2　如青霉素或头孢类过敏可给予

0.9％生理盐水　250ml	静脉滴注,每 12 小时 1 次
克林霉素　　　0.3g	
或0.9％生理盐水　250ml	静脉滴注,每 12 小时 1 次
左氧氟沙星　　0.2g	

用药至患者体温、血象正常。

【注意事项】

MTX 给药 3～4 日后复查血常规明确有无骨髓抑制,注意患者体温及皮肤黏膜改变,除外过敏反应,给药 1 周后复查血 HCG,如下降＞15％则保守治疗成功,如下降＜15％可继续给药 1 次或手术。

二、卵巢妊娠及宫角妊娠

【诊断要点】

与输卵管妊娠相似,停经、腹痛及阴道出血。

卵巢妊娠(ovarian pregnancy)诊断标准为:

1. 双侧输卵管正常。

2. 胚泡位于卵巢组织内。

3. 卵巢及胚泡以卵巢固有韧带与子宫相连。

4. 胚泡壁上有卵巢组织。

【治疗要点】

手术治疗,术前 30 分钟及术后给予抗生素预防感染。

【处方】

处方 1　0.9％生理盐水　250ml	静脉滴注,每 12 小时 1 次。(头孢菌素皮试阴性)
头孢硫脒　　　2g	
或0.9％生理盐水　250ml	静脉滴注,每 12 小时 1 次。(头孢菌素皮试阴性)
头孢替唑　　　2g	
或0.9％生理盐水　250ml	静脉滴注,每 12 小时 1 次。(头孢菌素皮试阴性)
头孢唑啉钠　　1g	

或0.9%生理盐水　250ml 　氟氯西林　　　1g	静脉滴注,每12小时1次 (青霉素皮试阴性)

处方2　如青霉素或头孢类过敏可给予

0.9%生理盐水　250ml 克林霉素　　　0.3g	静脉滴注,每12小时1次
或0.9%生理盐水　250ml 　左氧氟沙星　　0.2g	静脉滴注,每12小时1次

用药至患者体温、血象正常。

三、宫颈妊娠

受精卵于宫颈管内受精及着床者称为宫颈妊娠(cervical pregnancy),多见于经产妇。

【诊断要点】

1. 妇科检查见宫颈膨大质软,呈蓝紫色。

2. 超声检查见宫腔空虚、妊娠物位于膨大的宫颈管内。

【治疗要点】

治疗方案为宫颈管搔刮或吸刮术,术前可使用药物杀胚减少术中出血。

【处方】

肌内注射 MTX $50mg/m^2$ 或 B 超阴道下局部注射氨甲蝶呤 50mg。

【注意事项】

因宫颈妊娠易引起大出血,手术操作需在手术室进行、合血备用;有条件者可行子宫动脉栓塞术后再行诊刮,术中准备好球囊压迫,必要时需行子宫切除或髂内动脉结扎术。

四、子宫瘢痕妊娠

随着剖宫产率逐年上升,子宫瘢痕妊娠(cesarean scar pregnancy,CSP)已成为常见病、多发病,是指有剖宫产史的孕妇、胚胎种植于子宫下段原剖宫产切口瘢痕部位,因该处肌层菲薄、收缩性差,易引起出血,少数可发生破裂。

【诊断要点】

经阴道超声是诊断的主要手段:

1. 子宫腔及宫颈管内无妊娠囊。

2. 妊娠囊位于子宫峡部前壁。

3. 妊娠囊与膀胱壁之间缺少正常肌层。

【治疗要点】

治疗应遵循个体化原则,对于妊娠囊凸向宫腔、早期妊娠、血HCG 不高、妊娠囊与膀胱间肌层较厚者可于手术室内行人工流产术,反之可先行子宫动脉栓塞术,或术前使用药物杀胚减少术中出血,后试行人工流产术,或行经腹或腹腔镜子宫瘢痕切除修补术。

【处方】

作为子宫瘢痕妊娠术前用药,方法同宫颈妊娠:肌内注射MTX50mg/m^2。或阴道 B 超下局部注射氨甲蝶呤 50mg。

【注意事项】

瘢痕妊娠需向患者交代继续妊娠有子宫破裂、胎盘种植等引起大出血、危及生命可能,对于放弃妊娠者,手术者有切除子宫可能,各种手术前均需合血备用,人流手术时备好球囊压迫止血,术中或术后给予缩宫素减少出血,术后需定期复查血 HCG 变化,如有组织残留可给予 MTX 治疗或二次清宫。

第二节　卵巢黄体囊肿破裂

卵巢在排卵后形成黄体,正常成熟的黄体直径 2~3cm,若黄体腔内有大量积液,使腔的直径超过 3cm 以上者则称黄体囊肿。妊娠黄体也可增大形成黄体囊肿,一般于妊娠 3 个月后自然消失。黄体囊肿可由于某种原因引起囊肿破损、出血,严重者可产

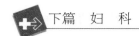

生严重的腹腔内出血导致低血容量性休克。

【诊断要点】

1. 已婚或未婚女性,以生育年龄妇女最为多见。月经后半周期突发下腹疼痛、恶心、呕吐、大小便频繁感。严重者可表现口干、心悸、头晕、眼花、晕厥等休克症状。疼痛持续时间多小于 24 小时,也有持续 1 周以上者。

2. 严重者可产生腹腔内出血而导致低血容量休克。患者可表现为低血压和心动过速,也可有体位性低血压。贫血貌、下腹压痛,移动性浊音阳性,宫颈举痛,后穹窿饱满,触痛。子宫一侧可触及边界不清包块,触痛明显。

3. 血常规:血红蛋白可下降或正常,部分可白细胞升高。

4. 血或尿 HCG 测定:阴性,但若为妊娠合并黄体破裂,HCG 可呈阳性。

5. 超声检查:患侧卵巢增大,盆、腹腔积液。

6. 后穹窿穿刺:不凝的暗红色血液。

7. 腹腔镜检查:可见卵巢破裂,有活动性出血。

【治疗要点】

1. 查血常规明确有无感染及贫血情况。

2. 重症患者建立静脉通路。

3. 需手术患者禁食水。

4. 手术治疗适于出血较多者,若出现休克,在积极抗休克同时行手术治疗。术式选择原则是尽量保留卵巢功能,可行囊肿剥除术或卵巢楔形切除术,可行开腹或腹腔镜手术,吸取腹腔积血,电凝止血,术后纠正贫血。

5. 保守治疗适于出血少者,主要措施是卧床休息和应用止血药物,伴血象升高者可加重抗生素抗炎治疗。

【处方】

1. 保守治疗

处方:巴曲酶 2 单位,入壶或静脉注射可间隔 6 小时再次给药 1 单位；

或0.9％生理盐水	100ml	静脉滴注，每日 1 次
卡络磺钠	60～80mg	
或0.9％生理盐水	250ml	静脉滴注，每 12 小时 1 次，
头孢硫脒	2g	共 7 日（头孢皮试阴性）

2. 手术者术前术后抗生素治疗

0.9％生理盐水	250ml	静脉滴注，每 12 小时 1 次
头孢硫脒	2g	（头孢皮试阴性）
或0.9％生理盐水	250ml	静脉滴注，每 12 小时 1 次
头孢替唑	2g	（头孢皮试阴性）
或0.9％生理盐水	250ml	静脉滴注，每 12 小时 1 次
头孢唑啉钠	2g	（头孢皮试阴性）

用药至患者体温及血象正常，如出血较多或术中粘连严重者可适当延长抗生素使用时间。

【注意事项】

应分别在仰卧位、坐位和立位时测量血压和脉搏的变化，当患者由仰卧位改为坐位或立位时，收缩压或舒张压下降超过15mmHg 或脉率上升每分钟超过 15 次提示血容量不足。卵巢破裂尤其是医源性的处理后，应防止粘连甚至残留卵巢综合征的发生，对卵巢破裂修补、部分或大部切除后还应注意患者的盆腔有无炎症、粘连，卵巢内分泌功能等。

第三节　卵巢巧克力囊肿破裂

卵巢巧克力囊肿是妇科重要的急腹症，容易漏诊和误诊，腹痛多发生于经期前后、性交后或其他腹压增加的情况，症状类似输卵管妊娠破裂，但多无腹腔内出血。

【诊断要点】

1. 患者一般为生育年龄妇女，有卵巢囊肿病史，突发下腹部剧烈疼痛,伴恶心、呕吐、肛门坠胀感等,可伴体温升高或心率加快。

2. 腹部检查:弥漫性腹膜炎症状,全腹压痛、反跳痛及肌紧张,有时可伴肠梗阻表现。

3. 妇科检查:宫颈举痛、摇摆痛,后穹窿触痛结节,下腹及双侧附件区压痛,以破裂侧附件区明显。

4. 盆腔超声检查:盆腔包块及盆腹腔积液。

5. 后穹窿穿刺:可抽出巧克力样液体,如液体较浓稠难以抽出。

6. 实验室检查:血常规:如卵巢囊肿破裂但不伴出血则无贫血,白细胞可有所升高;肿瘤标记物 CA125 多数升高。

【治疗要点】

1. 一般治疗　静脉补液,如有白细胞升高给予抗生素治疗,多数需要手术。

2. 开腹或腹腔镜手术　分为卵巢囊肿剥除术或附件切除术,依据患者年龄及术中卵巢巧克力囊肿评分,术后给予药物预防性治疗,减轻盆腔痛,抑制雌激素,采用假孕或假绝经激素疗法。

【处方】

口服避孕药,每日 1 片,连续半年;

或孕激素甲羟孕酮片,每日 30mg,连用 3～6 个月;

或孕三烯酮 2.5mg,口服,每周 2 次,共 6 个月,于月经第 3 日开始口服;

或米非司酮 25～100mg,口服,每日 1 次,连用 3～6 个月;

或达那唑 200mg,每日 2～3 次,连用 6 个月,月经第 1 日开始口服;

或促性腺激素释放激素激动剂(GnRH-a);亮丙瑞林 3.75mg,每隔 28 日 1 次,共 3～6 次;或戈舍瑞林 3.6mg,月经第 1 日或术后第 2～3 日皮下注射。

【注意事项】

使用以上药物时需注意,定期复查肝肾功能,如肝肾功能明显异常需保肝治疗或停药,但需警惕血栓形成。

第四节　卵巢囊肿蒂扭转

妇科常见急腹症,好发于瘤蒂长、中等大、活动度良好、重心偏于一侧的肿瘤或输卵管系膜囊肿。常在患者突然改变体位时,或妊娠期、产褥期子宫大小,位置改变时发生蒂扭转。卵巢肿瘤扭转的蒂由骨盆漏斗韧带、卵巢固有韧带和输卵管组成,如为输卵管系膜囊肿蒂仅为输卵管及其系膜。发生急性扭转后静脉回流受阻,瘤内极度充血或血管破裂瘤内出血,致使瘤体迅速增大,后因动脉血流受阻,肿瘤发生坏死变为紫黑色,可破裂和继发感染。

【诊断要点】

1. 症状

(1)腹痛:突发下腹部,以患侧为主的剧烈疼痛,随之可扩散至整个下腹部,多伴恶心、呕吐,严重者发生休克,少数伴肛门坠胀感。少数可自然复位,腹痛随之缓解;部分扭转坏死后腹痛可逐渐减轻,成为持续隐痛。

(2)发热:瘤体坏死或破裂后可继发感染,引起体温升高。

2. 妇科检查　患侧下腹痛压痛、反跳痛,双合诊宫颈举痛、摇摆痛,患侧附件区可触及边界清晰包块,压痛、反跳痛、明显,尤以瘤蒂部为著。

3. 辅助检查　血常规:瘤体坏死感染后白细胞升高;肿瘤标记物检查可协助鉴别肿瘤的良恶性;盆腔彩超:超声下可见附件区肿物,以囊性及混合性为主。

【治疗要点】

多数需要手术治疗,包括腹腔镜或开腹手术,如卵巢囊肿发生坏死行患侧附件切除术;如未坏死可行囊肿剥除术,手术前可暂给予解痉治疗;如为早期妊娠患者,可试行 B 超引导下囊肿穿刺,术后如仍有明显腹痛,考虑不除外囊肿坏死,建议手术。

【处方】

| 5％或 10％葡萄糖注射液 | 500ml | 静脉滴注 |
| 间苯三酚 | 40～80mg | |

手术者术前术后抗生素治疗:

0.9％生理盐水	250ml	静脉滴注,每 12 小时 1 次
头孢硫脒	2g	(头孢皮试阴性)
或0.9％生理盐水	250ml	静脉滴注,每 12 小时 1 次
头孢替唑	2g	(头孢皮试阴性)
或0.9％生理盐水	250ml	静脉滴注,每 12 小时 1 次
头孢唑啉钠	2g	(头孢皮试阴性)

【注意事项】

手术时,如卵巢囊肿已发生坏死,在切除附件前切勿将扭转之蒂部复位,以免引起血栓脱落。

第12章

急性阴道出血

第一节　流　产

妊娠少于 28 周、胎儿体重<1000g 而终止妊娠者,称为流产,妊娠 12 周前终止妊娠者为早期流产,12 周之后终止妊娠者称为晚期流产。流产分为自然流产及人工流产,自然流产中大部分为早期流产,人工流产可使用药物流产及吸宫术,病因包括胚胎因素(染色体发育异常)、母体因素(孕妇全身性疾病、内分泌或免疫功能异常等)、父亲因素(精子染色体异常)和环境因素(放射线及一些化学物质接触史)。

【诊断要点】

1. 症状　停经史,停经日数不一,有的不足 1 个月,尿妊娠试验阳性或血 HCG 升高。阴道出血量可多可少,量较少、且有胎心胎芽者一般不影响继续妊娠,量明显多于月经量时,需注意有无妊娠组织一同排出,流产时出血或妊娠物排出可刺激子宫收缩,引起阵发性下腹痛。早期流产表现为先阴道流血后腹痛,晚期流产常表现为先腹痛后阴道流血。

2. 体征　阴道出血不多时生命体征无改变,当急性出血多时可出现面色苍白、心率加快、血压下降等休克正常。血常规提示血红蛋白降低,白细胞因早孕期可略升高或正常。妇科检查宫颈口出血或有烂肉样组织堵塞,伴子宫压痛。

3. 孕酮及血 HCG 流产时,孕酮小于正常妊娠月份,HCG 上升缓慢,若 48 小时增长速度＜50％,提示妊娠预后不良。

4. 超声检查 超声下宫腔内有或无妊娠囊,或仅有不均质团块(血块或间杂绒毛蜕膜组织)。

【治疗要点】

1. 先兆流产 建议卧床休息,避免剧烈活动,黄体功能不全者可肌注或口服黄体酮,甲减者可口服小剂量甲状腺片。

2. 难免流产及不全流产 应尽快行清宫术,术后可给予缩宫素静脉滴注,同时给予口服或静脉滴注抗生素预防感染,完全流产无需特殊处理。

3. 稽留流产 尽早清宫,术前可使用雌激素提高子宫对缩宫素敏感性,术后继续给予雌激素促进子宫内膜增生,对于孕周较大者可术前使用口服米非司酮加米索前列醇,促使宫颈软化,胎儿易于排出。

【处方】

1. 先兆流产黄体功能不全者

处方:黄体酮注射液 10～20mg,每日或隔日 1 次。

或黄体酮胶丸 200mg,每日 1 次或 150mg,每日 2 次。

或地屈孕酮片起始剂量 40mg,然后每日 2～3 次。

均应用至症状消失或孕 10 周,既往习惯性流产患者用至超过既往流产月份。

2. 稽留流产术前用药

处方 1 决雌醇 1mg,口服,每日 2 次,共 5 日。

或苯甲酸雌二醇 2mg,肌内注射,每日 2 次,共 3 日。

处方 2 米非司酮 75mg,口服,第 1 日及第 2 日,米索前列醇 600μg,口服或置阴道,第 3 日。

或米非司酮 150mg,口服,第 1 日,米索前列醇 600μg,口服或置阴道,第 3 日。

如妊娠日数较长,可给予米非司酮 150mg,口服,第 1 日及第

2 日,米索前列醇 $600\mu g$,口服或置阴道,第 3 日。

3. 清宫术后用药

0.9％生理盐水 500ml 或	
5％葡萄糖注射液	静脉滴注,每日 2 次
缩宫素　　　　　20U	

0.9％生理盐水　250ml	静脉滴注,每 12 小时 1 次
头孢硫脒　　　　2g	(头孢皮试阴性)

或口服抗生素

头孢氨苄 0.5g,每日 2 次(无头孢过敏史)。

或头孢克肟 50mg,每日 3 次。

或克林霉素 300mg,每日 3 次。

或罗红霉素 300mg,每日 3 次,共 5～7 日。

【注意事项】

先兆流产使用黄体酮期间需定期复查孕酮、HCG 水平及彩超情况,待病情稳定后逐渐减药;稽留流产多数胎盘组织机化,与子宫壁粘连紧密,清宫困难,另稽留时间过久,可影响母体凝血功能,严重者导致 DIC,应尽早清宫,建议于手术室进行,合血备用。

第二节　外阴创伤

外阴创伤可能由于性侵犯、阴道分娩及骑跨伤所致。

【诊断要点】

外阴创伤患者可表现为外阴疼痛和外阴出血,可能表现为非常不适,但极少危及生命。

查体外阴甚至阴道可表现为不同程度的裂伤,伴出血。

【治疗要点】

对大的创伤应先治疗关键性大的创伤,暂时做简单的生殖器官损伤的止血处理,先纱布压迫止血,待重要器官损伤治疗后处理。同时有多量出血,又可同时处理者,应先进行缝合,避免失血过多。外阴血肿小的加压止血,血肿大的需行血肿切开术,取出血块,进行缝合。需补液、抗生素同时应用,必要时输血治疗,对于贯通伤者皆需注射破伤风免疫球蛋白。

【处方】

1. 保守治疗

巴曲酶 2 单位,入壶或静脉注射,可间隔 6 小时再次给予 1 单位。

| 或0.9%生理盐水 | 100ml | 静脉滴注,每日 1 次 |
| 卡络磺钠 | 60～80mg | |

| 0.9%生理盐水 | 250ml | 静脉滴注,每 12 小时 1 次, |
| 头孢硫脒 | 2g | 共 7 日(头孢皮试阴性) |

2. 手术者术前术后抗生素治疗

处方 1

| 0.9%生理盐水 | 250ml | 静脉滴注,每 12 小时 1 次 |
| 头孢硫脒 | 2g | (头孢皮试阴性) |

| 或0.9%生理盐水 | 250ml | 静脉滴注,每 12 小时 1 次 |
| 头孢替唑 | 2g | (头孢皮试阴性) |

| 或0.9%生理盐水 | 250ml | 静脉滴注,每 12 小时 1 次 |
| 头孢唑啉钠 | 2g | (头孢皮试阴性) |

同时给予奥硝唑 500mg,静脉滴注,每 12 小时 1 次。

处方 2 1:5000 高锰酸钾坐浴,每日 1～2 次。

处方 3 破伤风免疫球蛋白 250U,肌内注射 1 次。

第13章

功能失调性子宫出血

是指由于调节生殖的神经内分泌机制失调引起的异常子宫出血,而全身及内外生殖器官无器质性病变。

【诊断要点】

(一)无排卵型功血

1. 多见于青春期和更年期妇女。

2. 子宫不规则出血:月经周期紊乱,经期长短不一,经量不定或增多、甚至大量出血。

3. 妇科检查子宫正常大小,出血时质地较软。

4. 基础体温呈单相型。

5. 经前或经期刮宫,子宫内膜为增生期或增生过长,无分泌期变化。

6. 激素测定:大多数雌激素偏高,孕酮缺乏。

7. 宫颈黏液与阴道脱落细胞涂片检查:若出血期,宫颈黏液有羊齿状结晶提示该时为无排卵;阴道脱落细胞涂片一般表现为中、高度雌激素影响。

8. 凝血因素。

(二)有排卵型功血

1. 多数发生于育龄期妇女,常有不孕或早期流产病史。

2. 周期缩短,月经频发,月经间隔时间正常,但经期延长。

3. 妇科及 B 超检查:子宫及双侧卵巢正常。

4. 子宫内膜病理检查:月经中期出血内膜部分呈同步延迟的

分泌不足,月经第 5~6 日仍见分泌期改变。

5. 基础体温:呈双相型。

6. 激素测定:孕激素偏低或正常。

7. 宫颈黏液与阴道脱落细胞涂片检查。

【治疗要点】

1. 青春期及生育年龄无排卵性功血:止血、调整周期、促进排卵。

2. 绝经过渡期功血:止血、调整周期、减少经量,防止子宫内膜病变。

【处方】

(一)止血

处方 1　孕激素内膜脱落法(血红蛋白>80g/L 者)

或黄体酮注射液 20mg,肌内注射,每日 1 次,连用 3~5 日。

或醋酸甲羟孕酮(安宫黄体酮),每日 6~10mg,共 10 日。

或口服微粒化黄体酮(琪宁),每日 200~300mg,共 10 日。

或地屈孕酮(达芙通),每日 20mg,共 10 日。

停药后多在 1~3 日内发生撤药性内膜脱落出血,有时出血量较多,一般持续 7~10 日,为减少撤退性出血,可配伍丙酸睾酮每日 25mg(青春期患者)或 50mg(绝经过渡期患者),总量应低于 300mg。若出血多可辅用其他止血药。

处方 2　雌激素内膜修复法:只适用于青春期未婚患者血红蛋白<80g/L 时结合雌激素每次 1.25mg,或戊酸雌二醇(补佳乐)2mg,4~6 小时 1 次,止血后 3 日可逐步减量,每次减 1/3,维持 3 日,减到维持量,维持至用药 20 日左右或更长,血红蛋白>100g/L 时,再加用黄体酮及丙酸睾酮使内膜脱落。不宜频繁使用。

处方 3　内膜萎缩法:适用于育龄期或绝经过渡期患者血红蛋白<80g/L、血液病患者。

高效合成孕激素:左炔诺孕酮每日 1.5~3mg。

或炔诺酮每日 5～10mg。

或甲羟孕酮(安宫黄体酮)每日 10mg,连续用 22 日。

或口服避孕药(妈富隆、达英-35、优思明等):每次 1～2 片,每8～12 小时重复 1 次,血止后每 3 日按 1/3 减量至每日 1 片,维持至血红蛋白＞100g/L 以上停药。若减量中又开始出血,则恢复上一剂量。

或左炔诺孕酮宫内释放系统(曼月乐)。

辅助用药:

氨甲环酸、维生素 K、云南白药等。

(二)调整周期

处方 1 周期性孕激素撤退:后半周期醋酸甲羟孕酮(安宫黄体酮),每日 6～10mg,共 10 日。

或口服微粒化黄体酮(琪宁),每日 200～300mg,共 10 日。

或地屈孕酮(达芙通),每日 20mg,共 10 日。

处方 2 口服避孕药:周期性应用。

处方 3 促排卵治疗:

一线方案:氯米芬(CC)。自然月经或撤退出血第 5 日起氯米芬每日 50mg,共 5 日;一种剂量无效后于下一周期加量,每次加50mg;每日用至 150mg,共 5 日,无排卵为氯米芬抵抗。

【注意事项】

1. 对于大量出血的患者。要求性激素治疗在 6 小时内明显见效,24～48 小时血止。若使用以上方案均未能止血,应考虑有无器质性病变。

2. 口服避孕药慎用。有血栓性疾病、心脑血管疾病高危因素及＞40 岁吸烟的女性患者不宜应用。

3. 对于异常子宫出血病程超过半年,或超声提示子宫内膜厚度＞12mm,或不均匀,或年龄大于 40 岁者,可考虑采用诊断性刮宫或宫腔镜后刮宫,以了解子宫内膜情况。

第14章

多囊卵巢综合征

多囊卵巢综合征(polycystic ovary syndrome,PCOS)是以稀发排卵或无排卵、高雄激素或胰岛素抵抗为特征的内分泌紊乱症候群,是育龄妇女最常见的内分泌紊乱性疾病。

【诊断要点】

具有高度异质性,临床表现各不相同。

一、诊断标准

2003年5月荷兰鹿特丹标准。

1. 稀发排卵或无排卵。

2. 高雄激素血症[可通过测定总睾酮、游离睾酮指数FAI(总睾酮/性激素结合球蛋白浓度SHBG×100)、游离睾酮来判断和(或)高雄激素的临床表现(如多毛、痤疮等)]。

3. 卵巢多囊样改变[经阴道超声提示:一侧卵巢≥12个以上小卵泡,小卵泡直径2～9mm,和(或)卵巢体积大于10ml]。

上述3条中符合2条,并排除:

1. 其他高雄激素病因　先天性肾上腺皮脂增生、库欣综合征、分泌雄激素的肿瘤等。

2. 其他引起排卵障碍的疾病　高泌乳素血症(PRL升高)、卵巢早衰(FSH升高)、垂体或下丘脑性闭经(雌激素低),以及甲功异常等。

二、临床表现

1. 月经异常　稀发排卵或无排卵。

（1）月经稀发：≥35 日及每年≥3 个月不排卵者（WHO Ⅱ类无排卵）。

（2）闭经：继发闭经（停经≥6 个月）常见。原发闭经（16 岁尚无月经来潮）少见。

（3）不规则子宫出血：月经周期、经期或经量无规律性。

（4）月经规律不能作为判断排卵的证据。

2. 高雄激素的临床表现

（1）痤疮：复发性痤疮，连续 3 个月出现多处痤疮，常位于额、双颊、鼻及下颌等部位。

（2）多毛

①主要是性毛增多。性毛（sexsual hair）是指对性激素有反应的毛。

②主要生长于上唇、下腹部、大腿前部、胸部、乳房、耻骨区和腋窝等部位。

③多发评分法。1961 年至今沿用 Feriman-Gallwey（F-G）评分：<7 分正常，≥7 分为多毛。

表 14-1　Ferriman-Gallwey 多毛评分标准

分区	部位	分度	标准
1	上唇	1	外缘少许毛
		2	外缘少许胡子
		3	胡子自外缘向内达一半
		4	胡子自外缘向内达中线
2	颏	1	少许稀疏毛
		2	稀疏毛发伴少量浓密毛

（续 表）

分区	部位	分度	标准
		3、4	完全覆盖,淡或浓密毛
3	胸	1	乳晕周围毛
		2	乳晕周围毛,伴中线毛
		3	毛发融合,覆盖 3/4 面积
		4	完全覆盖
4	上背	1	少许稀疏毛
		2	增多仍稀疏
		3、4	完全覆盖,淡或浓密毛
5	下背	1	骶部一簇毛
		2	稍向两侧伸展
		3	覆盖 3/4 面积
		4	完全覆盖
6	上腹	1	中线少许毛
		2	毛发增加,仍分布在中线
		3、4	覆盖一半或全部
7	下腹	1	中线少许毛
		2	中线毛,呈条状
		3	中线毛,呈带状
		4	呈倒 V 形
8	上臂	1	稀疏毛,不超过 1/4 面积
		2	超过 1/4 面积,未完全覆盖
		3、4	完全覆盖,淡或浓
9	下臂	1、2、3	完全覆盖背侧,淡的分 2 度,浓的分 2 度
10	大腿	1、2、3、4	与上臂同
11	小腿	1、2、3、4	与上臂同

　0 度为没有恒毛

　（摘自：Hatch R,Rosenfield RL,Kim MH,et al,Hirsutism:implication,
etiology and management. Am J Obstet Gynecol,1981,140:815-830）

　（3）肥胖:中国成人根据 BMI 对体重的分类（表 14-2）。

表 14-2　根据 BMI 对体重分类

分类	BMI	相关疾病危险性（糖尿病、高血压、CAD）
体重过低	<18.5	低（但其他疾病危险性增加）
正常范围	18.5～22.9	平均水平
超重	23～27.9	增加
肥胖	≥28	中度增加
重度肥胖	≥30	重度增加

随着体重指数的增加,我们发现糖尿病、高血压、冠心病的患病风险上升。

中心性肥胖的判定:腰臀比（腰围 cm/臀围 cm,WHR）≥0.8（女性）,或腰围≥88cm（女性）。

三、实验室检查

1. 高雄激素血症:睾酮升高。

2. LH/FSH≥2:1。

3. 胰岛素抵抗

（1）金标准:钳夹实验——临床应用少。

（2）多采用 OGTT（喝 83g 的葡萄糖粉,然后测空腹、30 分钟及 1、2 和 3 小时的胰岛素）简易判定:空腹胰岛素水平超过正常值;胰岛素分泌高峰后移（一般分泌高峰 30～60 分钟,2 小时后已下降）。

3 小时未降至正常;任何一个时间点的测定值超过基线 10 倍以上

4. 代谢综合征

（1）中心性肥胖

（2）另加下列 4 项中的任意两项

①TG 升高（>1.7mmol/L）,或已接受针对脂质异常的特殊治疗。

②HDL-ch 降低(小于 1.29mmol/L),或已接受针对此脂质异常的特殊治疗。

③血压增高,收缩压≥130mmHg 或舒张压≥85mmHg,或已经被确诊为高血压接受治疗者。

④空腹血糖增高:FPG≥5.6mmol/L,或已经被确诊为糖尿病。

四、影像学检查

经阴道超声提示:一侧卵巢≥12 个以上小卵泡,小卵泡直径2~9mm,和(或)卵巢体积大于 10ml。

【治疗要点】

根据不同的人群的就诊目的选择治疗方案。

1. 调整月经周期 青春期女孩,无生育要求的育龄期妇女,生育后保健。

2. 促进生育 有生育要求的育龄期妇女。

【处方】

1. 生活方式的调整 首要治疗。

(1)控制饮食。

(2)运动:每日 30 分钟中等至剧烈强度的运动可以有效地抑制糖尿病及代谢异常症状的进展。

(3)行为疗法(心理状态、生活习惯……)。

2. 调整月经周期 预防内膜增生,适用于无生育要求,因排卵障碍引起月经紊乱的患者。

(1)孕激素撤退

适应证:无明显高雄、无避孕需求者。

处方:微粒化黄体酮每日 200~300mg,共 10~14 日。

或地屈孕酮每日 10~20mg,共 10~14 日。

或甲羟孕酮每日 6mg,共 10~14 日。

(2)短效口服避孕药

适应证:明显高雄、有避孕需求。

注意:长期应用会加重糖耐量损害。

3. 缓解高雄激素症状　短效口服避孕药。

(1)给药前需排除短效口服避孕药的禁忌。

(2)治疗痤疮:3~6 个月。

(3)改善多毛:至少 6 个月,因为体毛生长有固定周期。

4. 提高胰岛素敏感性　适应人群:改变生活方式治疗不成功时,合并 IGT 或代谢综合征的 PCOS 患者建议加用二甲双胍。

处方:盐酸二甲双胍片 500mg,每日 3 次,至少用 3 个月复查。

5. 诱导排卵　处方:推荐氯米芬(或其他类似的雌激素调节药如来曲唑)作为无排卵性不孕 PCOS 患者的一线治疗药物。

【注意事项】

1. 长期管理　月经管理、生活方式管理、胰岛素抵抗管理、高雄血症管理。

2. 已孕患者　定期围产保健,警惕孕期并发症,哺乳期过后及时返诊;长期治疗:调整月经,控制代谢紊乱,预防远期并发症。

3. 青春期 PCOS

(1)正常青春期少女的下丘脑-垂体-卵巢轴还不完善,大部分女性经过 2~3 年以后轴的功能才能完善,形成正常排卵。所以在初潮 2 年内不诊断 PCOS,除非这种月经不规则的情况的时间比较长,具有雄激素增多的临床症状和(或)生化表现的可诊断为 PCOS。

(2)青春期生理变化与青春期 PCOS 症状体征相似。

(3)对于青春期患者不要轻易戴上 PCOS 的帽子,因为一些医生往往不能正确诊断,且会给患者带来精神压力。

第15章

高催乳素血症

各种原因引起的外周血催乳素（PRL）水平持续增高的状态称为高 PRL 血症。正常育龄期妇女血清 PRL 水平一般低于 30 ng/ml（即 1.36 nmol/L）。规范化地采集血标本和稳定准确的实验室测定对判断高 PRL 血症至关重要。各实验室应根据本实验室的数据界定血清 PRL 水平的正常范围。

【诊断要点】

一、临床表现

1. 月经紊乱及不孕　高 PRL 血症患者 90％有月经紊乱，以继发性闭经多见，也可为月经量少、稀发或无排卵月经；原发性闭经、月经频发、量多及不规则出血较少见。卵巢功能改变以无排卵最多见，也可为黄体功能不足引起不孕或流产。

2. 异常泌乳　指非妊娠或产后停止哺乳＞6 个月仍有乳汁分泌。

3. 肿瘤压迫症状

（1）其他垂体激素分泌减低：GH 分泌减低引起儿童期生长迟缓，Gn 分泌减低引起闭经，青春期延迟，抗利尿激素分泌减低引起尿崩症，促甲状腺激素（TSH）或 ACTH 分泌减低继发甲状腺或肾上腺皮质功能降低。

（2）神经压迫症状：如头痛、双颞侧视野缺损、肥胖、嗜睡、食欲异常和颅神经压迫症状。

4. 其他 雌激素水平低导致骨量丢失加速、低骨量或骨质疏松。低雌激素状态引起生殖器官萎缩、性欲减低、性生活困难。

二、实验室检查

1. 育龄期妇女出现月经紊乱时应常规行血清 LH、FSH、PRL、雌二醇、睾酮、孕酮测定。

2. 为鉴别高 PRL 血症的病因,必要时需行血 HCG、甲状腺功能、其他垂体激素、肝肾功能、盆腔 B 超、骨密度等检查。

三、影像学检查

1. 当均未发现病因或血 PRL＞100ng/ml 时,行鞍区 MRI 或 CT。

2. MRI 是鞍区病变首选的影像学检查手段。MRI 平扫加增强检查的病变检出率较高,有时为鉴别有无微腺瘤应行鞍区动态增强 MRI 检查。

3. CT 增强检查对确认微腺瘤或识别其与周围结构的关系方面敏感性较差,如无 MRI 检查条件时可选用。

【治疗要点】

1. 生理性高 PRL 血症仅需消除该因素后复查。

2. 药理性高 PRL 血症需请相关学科会诊,权衡利弊后决定更换不升高血 PRL 水平的同类药或停药 3 日后复查血 PRL 水平,一般不需多巴胺激动药治疗。

3. 下丘脑垂体的其他疾病引起高 PRL 血症者转相关学科处理。空泡蝶鞍症无特殊处理。

4. 血 PRL＜100 ng/ml(即 4.55 nmol/L)、泌乳量少、有规律排卵月经,无生育要求,可定期随诊观察。

5. 垂体 PRL 瘤和特发性高 PRL 血症的治疗指征:①垂体 PRL 大腺瘤伴压迫症状;②PRL 微腺瘤、特发性高 PRL 血症伴有症状;③垂体 PRL 瘤手术后残留或放疗后 PRL 水平高及症状持续存在。

【处方】

处方1 溴隐亭:初始剂量为每日 1.25 mg,餐中服用;根据患者反应,每 3～7 日增加 1.25 mg,直至常用有效剂量每日 5.0～7.5 mg,一般不需大于此量。如加量出现不耐受可减量维持。持续服药 1 个月后复查血 PRL 水平,以指导剂量的调整。

处方2 α二氢麦角隐亭:初始治疗患者从 5 mg(1/4 片),每日 2 次开始,餐中服用,1～2 周后加量,并根据患者血 PRL 水平变化,逐步调整至最佳剂量维持,一般为每日 20～40 mg。

处方3 卡麦角林:对溴隐亭抵抗(指每日使用 15 mg 溴隐亭效果不满意)或不耐受溴隐亭治疗的 PRL 瘤患者。每周给药 1～2 次,常用剂量为 0.5～2.0 mg(1～4 片)。

【注意事项】

1. 测定血 PRL 水平时,采血有严格的要求:早晨空腹或进食纯糖类食物早餐,于上午 9—11 时到达,先清醒静坐半小时,然后取血,力求"一针见血",尽量减少应激。解读结果须结合临床。同时测定其他 5 项生殖激素有助于鉴别月经紊乱的其他病因。高 PRL 血症患者血 LH、FSH 水平正常或偏低,血雌二醇水平相当或低于早卵泡期水平,睾酮水平不高。

2. 个别患者有典型高 PRL 和垂体腺瘤的临床表现,而实验室测定值却很低或正常,可能因为 PRL 水平太高以至于超出实验范围,就是我们所说的 HOOK 现象。需要用倍比稀释的方法重复测定以避免常规放射免疫测定方法带来的误差。

3. 停药时机。推荐停药时机为小剂量溴隐亭维持 PRL 水平正常、MRI 检查肿瘤消失或呈空泡蝶鞍,疗程达 2 年以后。停药初期每月复查血 PRL 水平,3 个月后可每半年查 1 次,或者前 1 年每 3 个月复查 1 次血 PRL 水平,以后每年查 1 次;如 PRL 水平升高,同时复查 MRI;若又升高仍需长期以最小有效剂量维持。

第16章

经前期综合征

经前期综合征是指反复在黄体期出现周期性以情感、行为和躯体障碍为特征的综合征。多见于 25－45 岁妇女,症状出现于月经前 1~2 周,月经来潮后迅速减轻直至消失。

【诊断要点】

1. 经前期综合征的症状。①躯体症状:头痛、背痛、乳房胀痛、腹部胀满、便秘、肢体水肿、体重增加、运动协调功能减退。②精神症状:易怒、抑郁、焦虑、情绪不稳定、疲乏及饮食、睡眠、性欲改变,而易怒是其主要症状。③行为改变:注意力不集中、工作效率低、记忆力减退、神经质、易激动等。

2. 黄体晚期持续反复发生。

3. 对日常工作、学习产生负面影响。

4. 需要与轻度精神障碍及心、肝、肾等疾病引起的水肿相鉴别。

【治疗要点】

1. **心理治疗** 帮助患者调整心理状态,给予心理安慰与疏导,让精神放松,有助于减轻症状。患者症状重者可进行认知、行为、心理治疗。

2. **调整生活状态** 包括合理饮食及营养,戒烟,限制钠盐和咖啡的摄入,适当的身体锻炼,可协助缓解神经紧张和焦虑。

3. **药物治疗** 主要包括复合维生素、钙剂、镁剂、利尿药、止痛药、口服避孕药、卵巢抑制药、抗抑郁药等。

4. 手术治疗　子宫切除＋双侧卵巢切除术,术后几乎所有的经前期症状完全消失。除非同时存在妇科问题,否则外科手术很少使用。

【处方】

处方1　抗焦虑药:适用于有明显焦虑症状者。

阿普唑仑 0.25mg,每日 2～3 次,逐渐增量,最大剂量为每日4mg,经前用药,用至月经来潮第 2～3 日。

处方2　抗忧郁症药:适用于有明显忧郁症状者。

氟西汀 20mg,每日 1 次,黄体期用药。

处方3　复合维生素、钙剂、镁剂:可以改善水钠潴留、疼痛及黄体期的负面情绪。

钙剂　每日 1000～1200mg

镁离子　每日 200mg 或 360mg(经前 14 日)。

维生素 B_6　每日 100mg。

维生素 E　每日 400U。

处方4　利尿药:可有效地缓解体重增加和水肿。

螺内酯(安体舒通)20～40mg,每日 2～3 次。

处方5　抑制排卵药。

①避孕药:可减少月经周期中的激素波动,对某些经前期综合征有效,如痛经、头痛等。

妈富隆每日 1 片,月经第 2～5 日开始服用,连服 21 日,周期服用。

②卵巢抑制药:可有效地缓解躯体症状,但其相关的低雌激素症状和骨质疏松限制其长期应用。

亮丙瑞林每日 3.75～7.5mg,肌内注射,连用 4～6 个周期。

第17章

痛　经

痛经是指行经前后或月经期出现下腹部疼痛、坠胀,伴有腰酸或其他不适,症状严重影响生活质量者。分为原发痛经和继发痛经,原发痛经是指生殖器官无器质性病变的痛经,占痛经 90% 以上;继发痛经是指由盆腔器质性疾病引起的痛经。本节仅叙述原发痛经。

【诊断要点】

1. 原发痛经在青春期多见,常在初潮后 1～2 年内发病。

2. 疼痛多自月经来潮后开始,最早出现在经前 12 小时,以行经第 1 日疼痛最剧烈,持续 2～3 日后缓解。

3. 疼痛常呈痉挛性,通常位于下腹部耻骨上,可放射至腰骶部和大腿内侧,可伴有恶心、呕吐、腹泻、头晕、乏力等症状,严重时面色发白、出冷汗。

4. 妇科检查和其他辅助检查无异常发现。

【治疗要点】

1. 非药物治疗　足够的休息和睡眠、规律而适度的锻炼、戒烟对缓解疼痛有一定的帮助。

2. 药物治疗　疼痛不能忍受时可辅以药物治疗。

【处方】

处方 1　前列腺素合成酶抑制药:通过抑制前列腺素合成酶的活性,减少前列腺素产生,防止过强子宫收缩和痉挛,从而减轻或消除痛经。有效率可达 80%,月经来潮即开始服用药物效果佳,连服 2～3 日。

布洛芬 200～400mg,每日 3～4 次。

或芬必得(布洛芬缓释胶囊)300mg,每日 2 次。

处方 2　口服避孕药:通过抑制排卵减少月经血前列腺素含量,适用于要求避孕的痛经妇女,疗效达 90% 以上。

妈富隆,每日 1 片,月经第 2～5 日开始服用,连服 21 日,周期服用。

第18章

闭　经

闭经分为原发闭经和继发闭经两类。原发闭经是指年龄超过13岁，第二性征未发育；或年龄超过15岁，第二性征已发育，月经还未来潮。继发闭经是指正常月经建立后月经停止6个月，或按自身原有月经周期计算停止3个周期以上者。

【诊断要点】

1. **病史**　详细询问月经史，包括初潮年龄、月经周期、经期、经量和闭经期限及伴随症状等。发病前有无导致闭经的诱因，如精神因素、环境改变、体重增减、饮食习惯、剧烈运动、各种疾病及用药情况、职业或学习成绩等。已婚妇女需询问生育史及产后并发症史。原发性闭经应询问第二性征发育情况，了解生长发育史、有无先天缺陷或其他疾病及家族史。

2. **体格检查**　检查全身发育状况，有无畸形，包括智力、身高、体重，第二性征发育情况，有无体格发育畸形，甲状腺有无肿大，乳房有无溢乳，皮肤色泽及毛发分布。测量体重、身高，四肢与躯干比例，五官特征。原发性闭经伴性征幼稚者还应检查嗅觉有无缺失。妇科检查应注意内外生殖器发育，有无先天缺陷、畸形，腹股沟区有无肿块，第二性征如毛发分布、乳房发育是否正常，乳房有无乳汁分泌等。其中第二性征检查有助于鉴别原发性闭经的病因，缺乏女性第二性征提示从未受过雌激素刺激。多数解剖异常可以通过体格检查发现，但无阳性体征仍不能排除有解剖异常。

3. 辅助检查　生育年龄妇女闭经首先需排除妊娠。通过病史及体格检查,对闭经病因及病变部位有初步了解,再通过有选择的辅助检查明确诊断。

4. 功能试验

(1)药物撤退试验:用于评估体内雌激素水平,以确定闭经程度。

①孕激素试验:停药后出现撤药性出血(阳性反应),提示子宫内膜已受一定水平雌激素影响。停药后无撤药性出血(阴性反应),应进一步行雌孕激素序贯试验。

②雌孕激素序贯试验:适用于孕激素试验阴性的闭经患者。停药后发生撤药性出血者为阳性,提示子宫内膜功能正常,可排除子宫性闭经,引起闭经的原因是患者体内雌激素水平低落,应进一步寻找原因,无撤药性出血者为阴性,应重复一次试验,若仍无出血,提示子宫内膜有缺陷或被破坏,可诊断为子宫性闭经。

(2)垂体兴奋试验:了解垂体对 GnRH 的反应性。注射LHRH 后 LH 值升高,说明垂体功能正常,病变在下丘脑;经多次重复试验,LH 值无升高或升高不显著,说明垂体功能减退,如希恩综合征。

5. 激素测定　建议停用雌孕激素药物至少两周后行 FSH、LH、PRL、促甲状腺激素(TSH)等激素测定,以协助诊断。

(1)血甾体激素测定:包括雌二醇、孕酮及睾酮测定。血孕酮水平升高,提示排卵。雌激素水平低,提示卵巢功能不正常或衰竭;睾酮水平高,提示可能为多囊卵巢综合征或卵巢支持-间质细胞瘤等。

(2)催乳素及垂体促性腺激素测定:PRL 升高时应进一步测定 TSH,TSH 升高为甲状腺功能减退;TSH 正常,而 PRL>100μg/L 者行头颅 CT 或 MRI 检查,排除垂体肿瘤。

促性腺激素测定:若 FSH>40U/L,提示卵巢功能衰竭;若LH 升高,FSH 正常,LH>FSH 应高度怀疑为多囊卵巢综合征;

若 FSH、LH 均＜5U/L,提示垂体功能减退,病变可能在垂体或下丘脑。

特别提示:肥胖、多毛、痤疮患者还需行胰岛素、雄激素(血睾酮、硫酸脱氢表雄酮,尿17酮等)测定、口服葡萄糖耐量试验(OG-TT)、胰岛素释放试验等,以确定是否存在胰岛素抵抗、高雄激素血症或先天性21-羟化酶功能缺陷等。库欣综合征可测定24小时尿皮质醇或1mg地塞米松抑制试验排除。

6. 影像学检查

(1)盆腔超声检查:观察盆腔有无子宫,子宫形态、大小及内膜厚度,卵巢大小、形态、卵泡数目等。

(2)子宫输卵管造影:了解有无宫腔病变和宫腔粘连。

(3)CT 或 MRI:用于盆腔及头部蝶鞍区检查,了解盆腔肿块和中枢神经系统病变性质,诊断卵巢肿瘤、下丘脑病变、垂体微腺瘤、空蝶鞍等。

(4)静脉肾盂造影:怀疑米勒管发育不全综合征时,用以确定有无肾脏畸形。

7. 宫腔镜检查　能精确诊断宫腔粘连。

8. 染色体检查　对鉴别性腺发育不全病因及指导临床处理有重要意义。

9. 其他检查　如靶器官反应检查,包括基础体温测定、子宫内膜取样等。怀疑结核或血吸虫病,应行内膜培养。

【治疗要点】

1. 病因治疗　部分患者去除病因后可恢复月经。如神经、精神应激起因的患者应进行有效的心理疏导;低体质量或因过度节食、消瘦所致闭经者应调整饮食、加强营养;运动性闭经者应适当减少运动量及训练强度;对于下丘脑(颅咽管肿瘤)、垂体肿瘤(不包括分泌 PRL 的肿瘤)及卵巢肿瘤引起的闭经,应手术去除肿瘤;含 Y 染色体的高 Gn 性闭经,其性腺具有恶性潜能,应尽快行性腺切除;因生殖道畸形经血引流障碍而引起的闭经,应手术矫正使经血流出畅通。

2. 激素治疗 明确病变环节及病因后,给予相应激素治疗以补充体内激素不足或拮抗其过多,达到治疗目的。

(1)性激素补充治疗:目的如下。①维持女性全身健康及生殖健康,包括心血管系统、骨骼及骨代谢、神经系统等。②促进和维持第二性征和月经。

(2)促排卵:适用于有生育要求的患者。对于 FSH 升高的闭经患者,由于其卵巢功能衰竭,不建议采用促排卵药物治疗。

(3)溴隐亭:为多巴胺受体激动药。通过与垂体多巴胺受体结合,直接抑制垂体 PRL 分泌,恢复排卵;溴隐亭还可直接抑制垂体分泌 PRL 肿瘤细胞生长。

(4)其他激素治疗:①肾上腺皮质激素,适用于先天性肾上腺皮质增生所致的闭经,一般用泼尼松或地塞米松。②甲状腺素,如甲状腺片,适用于甲状腺功能减退引起的闭经。

3. 辅助生殖技术 对于有生育要求,诱发排卵后未成功妊娠,或合并输卵管问题的闭经患者或男方因素不孕者可采用辅助生殖技术治疗。

4. 手术治疗 针对各种器质性病因,采用相应的手术治疗。

(1)生殖器畸形:如处女膜闭锁、阴道横隔或阴道闭锁,均可通过手术切开或成形,使经血流畅。宫颈发育不良,若无法手术矫正,则应行子宫切除术。

(2)Asherman 综合征:多采用宫腔镜直视下分离粘连,随后加用大剂量雌激素和放置宫腔内支撑的治疗方法。

(3)肿瘤:卵巢肿瘤一经确诊,应予手术治疗。垂体肿瘤患者,应根据肿瘤部位、大小及性质确定治疗方案。对于催乳素瘤,常采用药物治疗,手术多用于药物治疗无效或巨腺瘤产生压迫症状者。其他中枢神经系统肿瘤,多采用手术和(或)放疗。含 Y 染色体的高促性腺激素闭经者,性腺易发生肿瘤,应行手术治疗。

【处方】

激素替代治疗。

1. **雌激素补充治疗** 适用于青春期性幼稚及成人低雌激素血症所致的闭经,应采用雌激素治疗。

对青春期性幼稚患者,在身高尚未达到预期高度时,治疗起始应从小剂量开始,如补佳乐 0.5mg,每日 1 次;在身高达到预期高度后,可增加剂量,如 补佳乐 1~2 mg,每日 1 次,促进性征进一步发育,待子宫发育后,可根据子宫内膜增殖程度定期加用孕激素或采用雌、孕激素序贯周期疗法。成人低雌激素血症闭经者则先采用补佳乐 1~2mg,每日 1 次,以促进和维持全身健康和性征发育,待子宫发育后,同样需根据子宫内膜增殖程度定期加用孕激素或采用雌、孕激素序贯周期疗法。

2. **雌、孕激素序贯疗法** 适用于有子宫者。

补佳乐每日 1~2mg,共 21 日,后 10 日加用地屈孕酮 10~20mg 或微粒化黄体酮每日 200mg,停药 7 日再开始服用补佳乐,如此周期服用。或克龄蒙,每日 1 片,共 21 日,停药 7 日再服下一盒。

3. **孕激素疗法** 适用于体内有一定内源性雌激素水平的 Ⅰ度闭经患者,可于月经周期后半期(或撤药性出血第 16~25 日)(见上表)。

4. **促排卵** 适用于有生育要求的患者。对于 FSH 和 PRL 正常的闭经患者,由于患者体内有一定内源性雌激素,可首选口服促排卵药物。

氯米芬:月经第 5 日始,每日 50~150mg,连用 5 日。

或来曲唑:月经第 5 日始,每日 2.5~7.5mg,连用 5 日。

对于低 Gn 闭经患者及氯米芬促排卵失败者,可采用尿促性素(HMG)联合绒促性素(hCG)促进卵泡发育及诱发排卵。

或每日 HMG 或 FSH 75~150U,于撤药性出血第 3~5 日开始,卵巢无反应,每隔 7~14 日增加半支(37.5U),直到 B 型超声下见优势卵泡,最大每日 225U,待优势卵泡达成熟标准时,再使用 HCG 5000～10 000U 促排卵。并发症为多胎妊娠和卵巢过度刺激综合征(OHSS)。

5. **避孕药** 对有明显高雄激素血症体征的 PCOS 患者,可采用雌、孕激素联合的口服避孕药治疗。

达英-35 每日 1 片,21 日,停药 7 日再服下一盒。

6. **胰岛素增敏剂** 对合并胰岛素抵抗的 PCOS 患者,可选用胰岛素增敏剂治疗。

盐酸二甲双胍片 0.5mg,每日 3 次,与饭同服。

7. **多巴胺受体激动药** 通过与垂体多巴胺受体结合,直接抑制垂体 PRL 分泌,恢复排卵;溴隐亭还可直接抑制垂体分泌 PRL 肿瘤细胞生长。

溴隐亭:(单纯高 PRL 血症患者)每日 2.5～5mg。(垂体催乳素瘤患者)每日 5～7.5 mg,敏感者在服药 3 个月后肿瘤明显缩小,较少采用手术。

第19章

外阴肿瘤

第一节　外阴良性肿瘤

外阴良性肿瘤较少见,有上皮来源的乳头状瘤、色素瘤,还有中胚叶来源的纤维瘤、神经纤维瘤、脂肪瘤、平滑肌瘤、颗粒性肌母细胞瘤、血管瘤及淋巴管瘤等。

1. 平滑肌瘤　平滑肌瘤来源于外阴平滑肌、毛囊立毛肌或血管平滑肌。

(1)多发生在生育年龄。

(2)主要发生在大阴唇、阴蒂及小阴唇。呈有蒂或突出于皮肤表面,形成质硬、表面光滑的块物。

(3)治疗原则为有蒂肌瘤局部切除或深部肌瘤摘除。

2. 纤维瘤　纤维瘤由成纤维细胞(纤维母细胞)增生而成。

(1)多见于大阴唇。

(2)初起为硬的皮下结节,继而可增大,形成有蒂的硬的实性块物,大小不一,表面可有溃疡和坏死。

(3)治疗原则为沿肿瘤根部切除。

3. 脂肪瘤

(1)来自大阴唇或阴阜的脂肪组织,为生长缓慢、质软肿瘤。

(2)位于皮下组织内,呈圆形分叶状,大小不等。也可形成带蒂块物。

（3）小脂肪瘤无需处理；肿瘤较大，引起行走不适和性生活困难，需手术切除。

4. 乳头瘤

（1）为单个肿块，多发生于阴唇。

（2）表面见多数小乳头状突起，覆有油脂性物质，呈指状，突出于皮肤表面，其大小由数毫米至数厘米。大乳头瘤表面因反复摩擦可破溃、出血、感染。

（3）2%～3%有恶变倾向，应手术切除。术时做冰冻切片，若证实有恶变，应做较广泛的外阴切除。

5. 汗腺瘤

（1）由汗腺上皮增生而成。生长缓慢，直径为 1～2cm。

（2）一般为良性，极少恶变。

（3）治疗原则为先做活组织检查，确诊后再行局部切除。

【处方】

外阴良性肿瘤合并感染时：

处方 1　10%红霉素软膏 10g，局部外用，每日 2 次。或 10% 金霉素软膏 10g，局部外用，每日 2 次。

外阴良性肿瘤合并溃疡时：

处方 2　5%尿囊素软膏 10g，局部外用，每日 2 次。或 2%假单孢酸 A 5g，局部外用，每日 2 次。

第二节　外阴鳞状上皮内瘤变

外阴鳞状上皮内瘤样病变（vulvar intraepithelial neoplasia，VIN）多见于 45 岁左右妇女。VIN 很少发展为浸润癌，但 60 岁以上或伴有免疫抑制的年轻患者可能转变为浸润癌。

【诊断要点】

1. 症状　无特异性，与外阴营养不良一样，主要为瘙痒、皮肤破损、烧灼感、溃疡等。

2.体征　有时表现为丘疹或斑点,单个或多个,融合或分散,灰白或粉红色;少数为略高出表面的色素沉着。

3.活组织病理检查　对任何可疑病变应做多点活组织检查。为排除浸润癌,取材时需根据病灶情况决定取材深度,一般不需达皮下脂肪层。

4.分级　VIN Ⅰ:即轻度不典型增生。VIN Ⅱ:即中度不典型增生。VIN Ⅲ:即重度不典型增生,以及原位癌。

【治疗要点】

治疗应体现个体化,根据患者年龄、病变分类、大小、是否恶变及外阴形态功能的不同选择治疗方法,包括局部治疗、药物治疗、物理治疗及手术治疗。

【处方】

对于病灶局限且较年轻患者选择药物治疗:5-氟尿嘧啶(5-Fu)软膏,外阴病灶涂抹,每日 1 次。

【注意事项】

VIN 治疗前应取组织活检除外恶性肿瘤。

第三节　外阴恶性肿瘤

外阴恶性肿瘤很少见,占女性生殖道恶性肿瘤 3%～5%,常见于 60 岁以上妇女。其组织类型较多,以外阴鳞状细胞癌最多见,其他有恶性黑色素瘤、基底细胞癌、汗腺癌、前庭大腺癌及来自皮下软组织的肉瘤。恶性程度最高者为恶性黑色素瘤和肉瘤,腺癌和鳞癌次之,基底细胞癌恶性程度最低。

一、外阴鳞状细胞癌

外阴鳞状上皮癌是外阴恶性肿瘤最常见的一种,常并发于外阴鳞状上皮内瘤变,与人乳头瘤病毒感染、尖锐湿疣、外阴上皮非瘤样病变相关。

【诊断要点】

1. 好发于绝经后老年妇女。

2. 外阴瘙痒及外阴肿物,易合并感染,晚期可出现疼痛及出血。

3. 癌灶以大阴唇最多见,其次为小阴唇、阴蒂、会阴、尿道口或肛周,呈丘疹结节或溃疡,晚期可有腹股沟淋巴结肿大。

【分期】

0期:原位癌。

Ⅰ期:肿瘤局限于外阴或外阴和会阴,肿瘤最大直径≤2cm,腹股沟淋巴结无可疑转移。

ⅠA:肿瘤直径≤2cm伴间质浸润≤1cm。

ⅠB:肿瘤直径≤2cm伴间质浸润>1cm。

Ⅱ期:肿瘤局限于外阴,直径>2cm,腹股沟淋巴结无可疑转移。

Ⅲ期:肿瘤超越外阴,腹股沟淋巴结无可疑转移,或肿瘤仍局限于外阴但腹股沟淋巴结有可疑转移。

Ⅳ期:

(1)不论原发肿瘤大小,腹股沟淋巴结已有转移。

(2)侵犯膀胱、直肠、尿道或累及骨骼。

(3)远处或盆腔深部转移。

【治疗要点】

1. **手术治疗为主** 0期:单侧外阴切除;Ⅰ期:外阴广泛切除及病灶同侧或双侧腹股沟淋巴结清扫术;Ⅱ期:外阴广泛切除及双侧腹股沟、盆腔淋巴结清扫术;Ⅲ期:同Ⅱ期或加尿道前部切除与肛门皮肤切除;Ⅳ期:外阴广泛切除、直肠下段和肛管切除、人工肛门形成术及双侧腹股沟、盆腔淋巴结清扫术。癌灶浸润尿道上段与膀胱黏膜,则需做相应切除。

2. **放射治疗** 外阴鳞癌虽对放射线敏感,但外阴正常组织对放射线耐受性差,使外阴癌灶接受剂量难以达到最佳放射剂量。

但由于放疗设备和技术的改进,放疗不良反应已明显降低。外阴癌放疗指征为:①不能手术或手术危险性大的,癌灶范围大,不可能切净或切除困难者。②晚期病例先行放疗,待癌灶缩小后,行较保守的手术。③复发可能性大的,如淋巴结(+)、手术切端癌细胞残留、病灶靠近尿道及直肠近端,既要保留这些部位,又要彻底切除病灶看,可加用放疗。放疗采用体外放疗(^{60}Co、直线加速器或电子加速器)与组织间插植放疗(放射源针^{60}Co、^{192}Ir 插入癌灶组织内)。

3. 化学治疗

【处方】

处方 1　PF 方案(表 19-1)。

表 19-1　PF 方案

用药时间	DDP($70mg/m^2$)	5-FU($1000mg/m^2$)
第 1 日	+	−
第 2 日	−	+
第 3 日	−	+
第 4 日	−	+

具体用法:

10%葡萄糖注射液	500ml	
乳酸钠林格注射液	500ml	
维生素 C	2.0g	
15%氯化钾	20ml	静脉滴注,第 1～2 日
25%硫酸镁	4ml	
5%葡萄糖注射液	1000ml	
生理盐水	500ml	

5％葡萄糖注射液	1500ml	
乳酸钠林格注射液	500ml	
维生素 C	2.0g	
15％氯化钾	20ml	静脉滴注,第 3～4 日
25％硫酸镁	4ml	
生理盐水	500ml	
维生素 B_6	200mg	

昂丹司琼 8mg 入壶,每日 2 次,第 1～2 日;

昂丹司琼 8mg 入壶,每日 1 次,第 3～4 日。

生理盐水 500ml	静脉滴注
DDP 70mg/m²	

5％葡萄糖注射液 500ml	静脉滴注(24 小时),第 1～4 日。
5-FU 1000mg/m²	

注意事项如下。

本方案为每 21 日 1 个疗程,从用药第一日计算。

(1)此方案可用于先期化疗、放化疗及术后辅助化疗,也可用于复发病例治疗。

(2)化疗第三日根据患者情况酌情减少输液量和昂丹司琼的用量。

(3)由于较长时间应用昂丹司琼和进食较少,患者会出现便秘,应注意关注患者大便情况,如果 3 日没有大便,可予以通便药物。

处方 2　TP 方案(表 19-2)。

表 19-2　TP 方案

	剂量	途径	时间
紫杉醇	135mg/m²	静脉注射	第 1 日滴注 24 小时
顺铂	70mg/m²	静脉注射	第 1 日

预处理：

紫杉醇前 12 小时及 6 小时

（第一次） 地塞米松 20mg 口服；

紫杉醇前 30 分钟,苯海拉明 50mg,肌内注射；

紫杉醇前 30 分钟,西咪替丁 300mg,静脉注射或入壶。

化疗方法：

10% 葡萄糖注射液	1000ml	
维生素 C	2.0g	
15% 氯化钾	20ml	静脉滴注,第 1～2 日
25% 硫酸镁	4ml	
维生素 B_6	200mg	

当每小时尿量＞100ml,用 DDP,静脉滴注(30～40 分钟)；

昂丹司琼 8mg,静脉注射或入壶,顺铂前 30 分钟；

生理盐水	500ml	静脉滴注,第 1 日
DDP	$70mg/m^2$	

紫杉醇 30mg＋生理盐水 100ml,静脉滴注 30 分钟；

紫杉醇残余量＋生理盐水 500ml,静脉滴注 2.5 小时。

昂丹司琼 8mg,静脉滴注或入壶,每日 2 次,第 1～2 日；

5% 葡萄糖注射液	500ml	
乳酸钠林格注射液	1000ml	静脉滴注,第 1～2 日
维生素 C	1.0g	
维生素 B_6	200mg	

注意事项如下。

(1)此方案主要用于远处转移或复发病例。

(2)化疗第一小时每 15 分钟测血压、脉搏 1 次,此后每半小时测量至用药结束 2 小时。

(3)紫杉醇溶剂为乙醇,因此应除外酒精过敏史后,才可使用紫杉醇。

(4)化疗期间需大量输液,以保证尿量每小时不少于 100ml,

即使化疗结束,一周之内均需大量饮水,实际大量饮水与输液对肾脏保护是相当的。

(5)第一次应用或一年以上没有应用紫杉醇,一定要进行正规的预处理(用紫杉醇前 12 小时及 6 小时,地塞米松 20mg,口服),如果没有过敏反应,为减少长期大量应用激素的副作用,以后可以减少激素用量,改为用药前 30 分钟地塞米松 20mg 入壶。

(6)如果化疗期间患者有反应,先不要将化疗完全停掉,可以试着将化疗速度减慢,如果情况好转,可以继续应用。

二、外阴恶性黑色素瘤

外阴恶性黑色素瘤占外阴恶性肿瘤的 2%～3%。常来自结合痣或复合痣。

【诊断要点】

1. 任何年龄妇女均可发生。

2. 多见于小阴唇、阴蒂,特征是病灶稍隆起,有色素沉着,结节状或表面有溃疡。

3. 患者常诉外阴瘙痒、出血、色素沉着范围增大。

4. 病灶有 4 个特点:不对称性、边缘不规则、颜色多样、直径增大。

【治疗要点】

1. 外阴黑色素瘤对放射治疗和化学治疗不敏感,手术是治疗首选方法。

2. 传统手术是广泛外阴切除加腹股沟淋巴结清扫术。目前认为应根据肿瘤侵犯深度和生长扩散情况决定手术范围。病灶位于表皮内或浸润表皮在 1mm 内,一般主张行广泛性局部切除即可,切除切缘距肿瘤最少 2cm,对浸润深度达颗粒层以下 2mm 或＞2mm,则行广泛性外阴切除术加腹股沟淋巴结清扫术。

3. 晚期选用外阴广泛切除及腹股沟淋巴结清扫术并配合达卡巴嗪(氮烯咪胺)、顺铂、长春新碱或长春碱等联合治疗;干扰素、白介素-2 等免疫治疗亦可提高疗效。

【处方】

处方 1   BDPT 方案,6 周为 1 个疗程

生理盐水   250ml

达卡巴嗪   25mg/m²   静脉滴注,每日 1 次,第 1～3 日/3 周

他莫昔芬   10mg   每日 2 次,共 30 日。

处方 2   CVD 方案,3～4 周为 1 个疗程

生理盐水   250ml

顺铂   20mg/m²   静脉滴注,每日 1 次,第 1～4 日

生理盐水   250ml

长春碱   1.5mg/m²   静脉滴注,每日 1 次,第 1～4 日

处方 3   免疫治疗,可选择下列制剂之一

生理盐水   250ml

白介素-2   10 万～40 万 U   静脉滴注,隔日 1 次,共 10～20 次

或白介素-2 10 万 U,肌内注射,每日 1 次,共 30 次。

或干扰素   300 万 U,皮下注射,每周 3 次。

或胸腺素   2mg,肌内注射,每日 1 次。

三、外阴基底细胞癌

外阴基底细胞癌很少见。多见于 55 岁以上妇女。

【诊断要点】

1. 大阴唇有小肿块,发展缓慢,很少侵犯淋巴结。

2. 若在外阴部仅见一个病灶,应检查全身皮肤有无基底细胞瘤。本病也常伴其他原发性恶性肿瘤如乳房、胃、直肠、肺、宫颈、子宫内膜及卵巢癌等。须与前庭大腺癌相鉴别。

【治疗要点】

原则是较广切除局部病灶,不需做外阴根治术及腹股沟淋巴结清扫术。单纯局部切除后约 20％局部会复发,需再次手术。

第 20 章

阴道肿瘤

第一节　阴道囊肿

　　阴道囊肿是最常见的阴道囊性肿块,常见的有胚胎遗留性囊肿及包涵囊肿。其病因复杂,临床表现各异。

一、中肾管囊肿和副中肾管囊肿

　　中肾管囊肿是来自中肾管系统的遗迹;副中肾管囊肿来源于胚胎时期残留的副中肾管。由于该管不退化,部分囊性扩张而形成。残留于中肾管的囊肿,又称 Gartner 囊肿;副中肾管囊肿又称苗勒管囊肿。

　　【诊断要点】

　　1. 囊肿较小时,一般无症状,多在妇科检查时发现。而囊肿较大时,可有坠胀感或异物感。有时有性生活不适、膀胱刺激症状或排尿不畅。

　　2. 中肾管囊肿位于阴道侧壁或前侧壁,副中肾管囊肿可发生于阴道的各个部位。

　　3. 囊肿呈圆形或椭圆形,多为单发,直径 2～3 cm。少数为多发,呈串珠状达盆壁,囊壁薄而透明,表面光滑。

　　【治疗要点】

　　1. 囊肿小、无症状的患者可随访观察;囊肿较大或有症状者可行手术切除,术中应注意勿损伤膀胱及尿道。手术治疗困难者可行激光治疗,也可行囊肿切开造口术。

2. 应用激光治疗时,应先破坏囊肿,放出囊液,然后用生理盐水冲洗囊腔,再用激光对囊腔进行凝固破坏。

二、包涵囊肿

阴道包涵囊肿是由于阴道产伤或外伤,在行修补手术时将阴道黏膜包埋在黏膜下,而被包埋的黏膜组织在阴道壁内继续生长,上皮细胞脱屑、液化而形成囊肿。

【诊断要点】

1. 一般无症状,有时囊肿较大可有异物感。

2. 囊肿一般位于阴道下段的后壁或后侧壁。

3. 囊肿一般较小,直径 1～2 cm,质韧、不活动。

4. 囊肿内有干酪样黄色内容物。

【治疗要点】

囊肿小、无症状的患者可随访观察,囊肿较大或有症状者应行手术治疗,手术时应注意勿损伤直肠。

第二节　阴道腺病

阴道腺病是指正常阴道的鳞状上皮被腺上皮取代,或在黏膜下的结缔组织内出现腺体组织的病态情况。随着病程的延长,病灶中的腺体组织可经过鳞化而转变为正常的鳞状上皮,极少数可发展为透明细胞癌或鳞癌。

【诊断要点】

1. 白带增多,呈稀薄黏液状或血性。

2. 有时可有性交出血、性交痛及阴道灼热感。

3. 阴道壁有单个或多个散在的小囊肿。

4. 阴道黏膜可出现糜烂、红斑、溃疡、息肉等改变。

5. 大多数患者的母亲在妊娠期有己烯雌酚(DES)应用史。

【治疗要点】

1. 随访　适合于无症状者。

2. 阴道冲洗　增加阴道酸度。

3. 物理治疗　可用微波、激光等行烧灼或冷冻治疗。

4. 手术治疗　适合于黏膜下的单个病灶或发现有恶变者。

【处方】

常用的冲洗液：0.5％醋酸溶液，或 1％乳酸溶液，或 2％～4％碳酸氢钠溶液，或 1∶5000 高锰酸钾溶液，或 1∶5000 氯己定(洗必泰)溶液，或 1∶2000 苯扎溴铵(新洁尔灭)溶液。

【注意事项】

1. 多数患者无症状，不需治疗，但因有恶变的可能需要密切随访。每 6～12 个月随访 1 次，阴道细胞学及阴道镜检查，如有异常即做活检。

2. 保持阴道酸性环境，使阴道 pH 在 1.8～2.4，以促进柱状上皮鳞化，病灶自然愈合。可采用 0.5％醋酸溶液或 1％乳酸溶液进行阴道冲洗或坐浴。

3. 采用微波、激光等烧灼或行冷冻治疗时，需注意因病变范围较广，有可能并发阴道狭窄或粘连，故应慎用。

4. 黏膜下的单个病灶采用手术切除即可，一旦发现有恶变应根据阴道癌的治疗原则尽早处理。

第三节　阴道良性肿瘤

阴道良性肿瘤较少见，占女性生殖道良性肿瘤的 1.4％，其中比较常见的有起源于鳞状上皮的乳头状瘤、起源于结缔组织的纤维瘤和起源于平滑肌的平滑肌。

【诊断要点】

1. 乳头状瘤

(1)一般生长缓慢,无症状。若合并感染可出现阴道分泌物增多或出血。

(2)体积较小,可带蒂,呈菜花状或蕈状。

(3)质地较脆,触之易出血。

2. 纤维瘤或平滑肌瘤

(1)肿瘤单个生长,大小不一。

(2)体积小者可无症状,增大时可出现阴道内下坠感,性感不快,甚至性交困难。偶可引起腰痛及膀胱和直肠的刺激或压迫症状。

(3)好发于阴道前壁,质地硬,带蒂。

(4)合并感染或变性时可变软,并有阴道分泌物增多或出血。

【治疗要点】

1. 手术治疗　手术是治疗阴道乳头状瘤、纤维瘤或平滑肌瘤的有效手段。

2. 阴道冲洗　用于手术治疗前的阴道准备或合并感染者。

【处方】

常用的冲洗液:0.5%醋酸溶液,或 1%乳酸溶液,或 2%～4%碳酸氢钠溶液,或 1:5000 高锰酸钾溶液,或 1:5000 氯己定(洗必泰)溶液,或 1:2000 苯扎溴铵(新洁尔灭)溶液。

【注意事项】

对一些感染较重,甚至有溃疡出现者,冲洗结束时尚需在阴道内置药,如甲硝唑(灭滴灵)、替硝唑、氯霉素胶囊等。治疗应选择在月经干净后 3～5 日内进行,术前应禁性生活 3 日。

第四节　阴道恶性肿瘤

阴道恶性肿瘤较少见,占妇科恶性肿瘤的 1%～2%,其中 75%～80%是鳞状细胞癌,少数为腺癌、肉瘤及黑色素瘤等。而

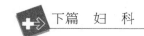

继发性者大多由宫颈癌、外阴癌、子宫绒癌、子宫内膜癌或直肠癌等转移而来。

原发性阴道鳞状细胞癌

原发性阴道鳞状细胞癌较少见,以老年妇女多见,平均发病年龄为 60－65 岁。

【诊断要点】

1. 阴道出血　可表现为无痛性的不规则出血、性交后出血或绝经后出血,这些是最常见的症状。

2. 阴道排液　随着病程的发展,阴道排液表现为少量的、水样或血性分泌物到大量的、有恶臭的、脓性或脓血性分泌物。

3. 疼痛　晚期患者由于肿瘤侵犯神经或骨质,可出现下腹及腰腿部的疼痛。

4. 压迫症状　晚期肿瘤压迫邻近器官,可出现相应的压迫症状。如压迫膀胱或直肠,可出现尿频、尿急、血尿或里急后重、大便困难等。

5. 恶病质　晚期的表现。

6. 阴道壁肿块　呈乳头状、菜花状,溃疡或局部僵硬变。

7. 最后的确诊必须依靠组织学检查　诊断原发性阴道鳞状细胞癌的标准是:①病灶位于阴道。②宫颈正常。③排除身体其他部位的肿瘤。

【分期】

见表 20-1。

表 20-1　肿瘤临床分期

分期	肿瘤侵犯范围
0 期	原位癌、上皮内癌
Ⅰ期	肿瘤局限于阴道壁
Ⅱ期	癌已侵犯阴道下组织,但未达盆壁

（续　表）

分期	肿瘤侵犯范围
Ⅲ 期	癌已侵及盆壁
Ⅳ 期	癌已超出真骨盆或临床已累及膀胱，直肠黏膜
Ⅳa 期	肿瘤侵及邻近器官或直接扩展出真骨盆
Ⅳb 期	肿瘤扩散至远处器官

【治疗要点】

1. 放射治疗　适用于各期的病例。但Ⅰ期病变放疗效果比手术效果差。

2. 手术治疗　适用于较早期的病例。

3. 化学治疗　作为辅助治疗与手术和放疗联合使用，包括全身用药、腹壁下动脉插管化疗和局部用药。

【处方】

DDP 周疗，TP 方案，化疗方案同第 21 章宫颈癌。

第21章

宫颈癌

宫颈癌是最常见的妇科恶性肿瘤之一,在全球妇女恶性肿瘤中居第二位,占我国妇女恶性肿瘤第一位。

【诊断要点】

早期宫颈癌常无明显的症状和体征,常通过宫颈细胞学检查才发现,宫颈癌的患者外观亦可正常,易被漏诊或误诊,病变发展后可出现以下症状与体征。

1. 症状

(1)阴道流血:早期多为接触性出血,发生在性生活或妇科检查后,后期则为不规则出血,出血量多少根据病灶大小、侵及间质内血管情况而变化,晚期因侵蚀大血管引起大出血。年轻患者可表现为经期延长、经量增多;老年患者则常表现为绝经后出血,一般外生型癌出血较早,量多;内生型癌则出血较少。

(2)阴道排液:多数有阴道排液增多,可为白色或血性,稀薄如水样或米泔水样,有恶臭,晚期因癌组织坏死伴感染,可有大量泔水样或脓臭白带。

(3)晚期症状:根据病灶累及范围,可出现尿频、尿急、便秘、下肢肿胀、疼痛、贫血、恶病质等症状。

2. 体征 宫颈上皮内瘤样病变、镜下早期浸润癌及极早期宫颈浸润癌,局部无明显病灶,宫颈光滑或轻度糜烂如一般宫颈炎表现。随着宫颈浸润癌的生长发展,根据不同类型,局部体征亦不同。外生型见宫颈赘生物向外生长,呈息肉状或乳头状突起,继而向阴道突起形成菜花状赘生物,表面不规则,合并感染时表面覆有灰白色渗出物,触之易出血。内生型则见宫颈肥大、质硬,宫颈管膨大如桶状,宫颈表面光滑或有浅表溃疡。

晚期由于癌组织坏死脱落,形成凹陷性溃疡,整个宫颈有时被空洞替代,并覆有灰褐色坏死组织,恶臭。癌灶浸润阴道壁见阴道壁有赘生物,向两侧旁组织侵犯,妇科检查扪及两侧增厚,结节状,质地与癌组织相似,有时浸润达盆壁,形成冰冻骨盆。

宫颈和宫颈管活组织检查的病理检查是明确宫颈癌诊断的唯一标准。病理诊断明确后应行宫颈癌评估和分期,主要程序如下。

1. 完整的体格检查。

2. 阴道镜引导下活检伴宫颈管诊刮。

3. 如有指征行宫颈锥切。

4. 放射学检查:胸部 X 线,静脉肾盂造影,CT,MRI,PET-CT,骨扫描。

5. 如有需要行膀胱镜、腹腔镜、直肠镜检查。

【分期】

见表 21-1。

表 21-1　子宫颈癌的临床分期(FIGO,2009)

期别	肿瘤范围
Ⅰ 期	癌灶局限于宫颈(包括累及宫体)
Ⅰ A	肉眼未见癌灶,仅在显微镜下可见浸润癌
Ⅰ A$_1$	间质浸润深度≤3mm,宽度≤7mm
Ⅰ A$_2$	间质浸润深度>3mm 至≤5mm,宽度≤7mm
Ⅰ B	临床可见癌灶局限于宫颈,或显微镜下可见病变>IA$_2$
Ⅰ B$_1$	临床可见瘤灶最大直径≤4cm
Ⅰ B$_2$	临床可见瘤灶最大直径>4cm

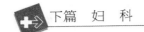

（续　表）

期别	肿瘤范围
Ⅱ期	癌灶已超出宫颈,但未达盆壁。癌累及阴道,但未达阴道下 1/3
Ⅱ A	无宫旁浸润
Ⅱ A1	可见癌灶最大直径≤4cm
Ⅱ A2	可见癌灶最大直径＞4cm
Ⅱ B	有宫旁浸润
Ⅲ期	癌灶扩散至盆壁和(或)累及阴道已达下 1/3,或有肾盂积水或肾无功能(非癌所致者除外)
Ⅲ A	癌累及阴道,已达阴道下 1/3,但未达盆壁
Ⅲ B	癌浸润以宫旁为主,已达盆壁,或有肾盂积水或肾无功能者
Ⅳ期	癌播散超出真骨盆或癌浸润膀胱黏膜或直肠黏膜
Ⅳ A	癌浸润膀胱黏膜或直肠黏膜
Ⅳ B	有远处转移

【治疗要点】

根据 NCCN 指南对各期宫颈癌治疗方案见表 21-2。NCCN 指南适用于宫颈鳞癌、腺癌、腺鳞癌,神经内分泌癌、小细胞癌、透明细胞癌及肉瘤不适用。

表 21-2　宫颈癌治疗方案

临床分期		初始治疗
IA$_1$(无 LVSI)未保留生育功能	锥切切缘阴性	观察或筋膜外子宫切除术
	切缘阳性	筋膜外或改良根治术＋喷枪淋巴结清扫,前哨淋巴结显影或再次锥切评估浸润深度

（续　表）

临床分期	初始治疗	
IA$_1$（无 LVSI）保留生育功能	锥切切缘阴性	整块切除,边缘大于 3mm,观察
	切缘阳性	再次锥切或广泛性宫颈切除术
IA$_1$（有 LVSI）或 IA$_2$ 未保留生育功能	改良广泛性子宫切除术＋盆腔淋巴结清扫±腹主动脉旁 LN 活检,考虑行前哨淋巴结显影	
	盆腔放疗＋近距离治疗	
IA$_1$（有 LVSI）或 IA$_2$ 保留生育功能	广泛性子宫颈切除＋盆腔 LN 清扫±腹主动脉旁 LN 活检,考虑前哨淋巴结显影	
	锥形切除术＋盆腔 LN 清扫±腹主动脉旁 LN 活检,考虑前哨淋巴结显影	
	切缘阴性,整块切除,切缘大于 3mm,观察	
	切缘阳性,再次锥切或广泛性宫颈切除术	
IB$_1$ 和 IIA$_1$ 期保留生育功能	广泛性子宫颈切除＋盆腔 LN 清扫±腹主动脉旁 LN 活检,考虑前哨淋巴结显影	
	小细胞、神经内分泌癌及腺癌不适合保留生育功能	
IB$_1$ 和 IIA$_1$ 期未保留生育功能	广泛性子宫颈切除＋盆腔 LN 清扫±腹主动脉旁 LN 活检,考虑前哨淋巴结显影	
	盆腔放疗＋近距离治疗（A:80～85Gy）±DDP 同步化疗	
IB$_2$ 和 IIA$_2$ 期未保留生育功能	盆腔放疗＋阴道近距离治疗（A:≥85Gy）＋DDP 同步化疗	
	广泛性子宫切除＋盆腔 LN 清扫±腹主动脉旁 LN 活检,考虑前哨淋巴结显影	
	盆腔放疗＋近距离治疗（A:75～85Gy）＋DDP 同步化疗,放疗结束后行辅助性子宫切除(适用于放疗结束后有肿瘤残留者)	

(续 表)

临床分期	影像学检查	初始治疗
ⅡB、Ⅲ、ⅣA 和部分ⅠB₂ 和ⅡA₁	淋巴结阴性	治疗选择 盆腔放疗＋DDP＋近距离治疗
	淋巴结阳性,考虑穿刺活检	广泛性子宫颈切除＋盆腔LN清扫±腹主动脉旁LN活检,考虑前哨淋巴结显影
	盆腔LN(＋)主动脉LN(－)	盆腔放疗＋DDP＋近距离治疗±腹主动脉旁放疗 腹膜外或腹腔镜LN切除 主动脉旁LN(－):盆腔放疗＋DDP＋近距离治疗 主动脉旁LN(＋):延伸野＋DDP＋近距离治疗
	盆腔LN(＋)主动脉LN(＋)	腹膜外或腹腔镜LN切除,术后延伸野＋DDP＋近距离治疗
	远处转移,可疑处活检证实	全身化疗±个体化放化疗

【处方】

处方 1   DDP 周疗(同步放化疗)。

5％葡萄糖注射液	1000ml	
5％葡萄糖生理盐水	1000ml	
15％氯化钾	20ml	静脉滴注,每周1次
25％硫酸镁	4ml	
维生素 C	1.0g	

昂丹司琼 8mg   静脉注射,入壶,顺铂前 30 分钟;

DDP 40mg/m²
生理盐水 250ml   静脉滴注,每周 1 次

注意事项如下。

（1）本方案主要用于宫颈癌放化疗，通常与外照射同时进行，由于顺铂可以在体内停留较长时间，因此通常每周一至周五放疗，周六或周日化疗。

（2）顺铂的剂量为 $40mg/m^2$，每周一次，通常需要 6 周。

（3）每周查血常规×2，尿常规×1，每 3 周查肝肾功能和 24 小时尿肌酐。

（4）输液量应足够（称水化，至少 2500ml），化疗当日尿量应大于 2500ml，停化疗后应至少水化 1～2 日。

处方 2　拓扑替康/顺铂（表 21-3）。

表 21-3　拓扑替康/顺铂

用药时间	拓扑替康 $0.75mg/m^2$	顺铂 $50mg/m^2$
第 1 日	＋	＋
第 2 日	＋	
第 3 日	＋	

10％葡萄糖注射液	1000ml	
维生素 B_6	200mg	
15％氯化钾	20ml	静脉滴注，第 1—3 日
25％硫酸镁	4ml	
维生素 C	1.0g	

拓扑替康	$0.75mg/m^2$	静脉滴注，
5％葡萄糖注射液或生理盐水	50～100ml	30 分钟，第 1—3 日

当每小时尿量大于 100ml，用 DDP，DDP 前 30 分钟用昂丹司琼 8mg 入壶

DDP	$50mg/m^2$	静脉滴注，第 1 日
生理盐水	500ml	

林格液　　　1000ml

维生素 B₆　200mg　　　静脉滴注,第1—3日

维生素 C　　1.0g

注意事项如下。

(1)本方案主要应用于复发性宫颈癌。

(2)3周1个疗程。

(3)对于有放疗史的患者注意骨髓抑制。

(4)TC 或 TP 方案(见卵巢癌及子宫内膜癌)。

处方3　GP 方案(表21-4)。

表 21-4　GD 方案

用药时间	吉西他滨($80mg/m^2$)	顺铂($30mg/m^2$)
第1日	+	+
第8日	+	+

10%葡萄糖注射液　　1000ml

维生素 B₆　　　　　　200mg

15%氯化钾　　　　　　20ml　　　静脉滴注,第1、8日

25%硫酸镁　　　　　　4ml

维生素 C　　　　　　　1.0g

DDP 前30分钟用　昂丹司琼 8mg 入壶

DDP　　　30mg/m²　　　静脉滴注,第1、8日

生理盐水　250ml

吉西他滨　800mg/m²　　静脉滴注,半小时,第1、8日

生理盐水　250ml

注意事项如下。

(1)此方案每28日1个疗程。

(2)吉西他滨只能用生理盐水稀释。

(3)此方案对肾功能有要求:每分钟 GFR>60ml。

(4)此方案需积极止吐。

第 22 章

子宫肿瘤

第一节　子宫肌瘤

子宫肌瘤是女性生殖器官中最常见的一种良性肿瘤,也是人体中最常见的肿瘤之一,由平滑肌和结缔组织组成,多发生于30—50岁,按肌瘤与子宫肌层的关系,分为肌壁间肌瘤、黏膜下肌瘤、浆膜下肌瘤。

【诊断要点】

1. 临床症状　主要取决于肌瘤的位置和大小。

(1)月经改变,有时导致贫血。

(2)腹部包块:肌瘤增大超过孕 12 周大小可在下腹部触及实性包块。

(3)压迫症状:可引起尿频、尿急、排尿困难,便秘等。

2. 体征　与肌瘤大小、位置、数目及有无变性有关。

(1)盆腔检查:可触及增大的子宫,质硬、均匀增大或有不规则隆起。

(2)黏膜下肌瘤脱出阴道口,可在阴道内触及带蒂的肌瘤。

3. 辅助检查

(1)超声:可鉴别子宫肌瘤,并提示肌瘤大小、位置及数量。

(2)宫腔镜检查:鉴别黏膜下肌瘤。

(3)子宫输卵管造影:可见增大的宫腔及宫腔内缺损。

【治疗要点】

1. 根据患者年龄、生育要求、症状、肌瘤的部位、大小、数目、全面考虑。

2. 是否需要处理主要取决于临床症状,有症状者均需治疗,无症状但肌瘤大于 4cm 且有生育要求的患者建议手术切除后再妊娠,绝经后妇女子宫肌瘤生长迅速不除外恶变者建议手术。

3. 治疗方法

(1)期待疗法:定期随诊观察,而不需要特殊处理。主要适于子宫肌瘤大小<5cm,无症状或症状不明显的子宫肌瘤患者,若为近绝经妇女,期待绝经后肌瘤可以自然萎缩。

(2)药物治疗:肌瘤小于 2 个月妊娠子宫大小,症状轻,近绝经年龄或不宜手术者。

(3)手术治疗。①肌瘤剔除术:适用于年龄小于 35 岁希望保留生育功能的患者,可采用经腹、经阴道、腹腔镜、宫腔镜等途径。②全子宫切除术:肌瘤大,个数多,症状明显,不要求保留生育功能,或怀疑有恶变者。

【处方】

雄激素:丙酸睾酮 25mg,肌内注射,每 5 日 1 次,经期每日 25mg,共 3 次,每月总量不超过 300mg。苯乙酸睾酮,为长效雄激素,150mg,每月注射 1～2 次。雄激素应用宜在 6 个月以内,如需再用,应停 1～2 个月;或 GnRH-a,亮丙瑞林 3.75mg,深部肌内注射,4 周 1 次,共 3～6 个月;或米非司酮 10～12.5mg,口服,每日 1 次,连服 3 个月。

第二节　子宫内膜癌

子宫内膜癌是指原发于子宫内膜的一组上皮性恶性肿瘤。子宫内膜癌为女性生殖道常见三大恶性肿瘤之一,在我国子宫内膜癌远低于子宫颈癌,但在一些西方发达国家,本病高于子宫颈癌,位于妇科恶性肿瘤的首位。

【诊断要点】

1. **症状** 极早期无明显症状,以后出现阴道流血、阴道排液,疼痛等。

(1)阴道流血:主要表现为绝经后阴道流血,量一般不多。尚未绝经者可表现为月经增多、经期延长或月经紊乱。

(2)阴道排液:多为血性液体或浆液性分泌物,合并感染则有脓血性排液,恶臭。因阴道排液异常就诊者约占 25%。

(3)下腹疼痛及其他:若癌肿累及宫颈内口,可引起宫腔积脓,出现下腹胀痛及痉挛样疼痛,晚期浸润周围组织或压迫神经可引起下腹及腰骶部疼痛。晚期可出现贫血、消瘦及恶病质等相应症状。

2. **体征** 早期子宫内膜癌妇科检查可无异常发现。晚期可有子宫明显增大,合并宫腔积脓时可有明显触痛,宫颈管内偶有癌组织脱出,触之易出血。癌灶浸润周围组织时,子宫固定或在宫旁扪及不规则结节状物。

3. **辅助检查**

(1)影像学检查:包括超声、CT、MRI、PET-CT 等。

(2)诊断性刮宫。

(3)宫腔镜检查。

(4)CA125。

【分期】

见表 22-1。

【治疗要点】

1. **手术治疗**

Ⅰ期:全面分期手术(筋膜外全子宫＋双侧附件切除＋盆腔淋巴结切除＋腹主动脉旁淋巴结切除＋冲洗液细胞学检查)。

Ⅱ期:根治性子宫切除＋双附件切除＋盆腔腹主动脉旁淋巴结清扫术。

表 22-1　子宫内膜癌手术—病理分期(FIGO 2009 年)

Ⅰ期　肿瘤局限于宫体	ⅢC　盆腔和(或)腹主动脉旁淋巴结转移
ⅠA　无或小于 1/2 肌层浸润	ⅢC1　盆腔淋巴结转移
ⅠB　≥1/2 肌层浸润	ⅢC2　腹主动脉旁淋巴结转移
Ⅱ期　肿瘤侵及宫颈间质,未超出子宫	Ⅳ期　膀胱和(或)直肠转移,和(或)远处转移
Ⅲ期　肿瘤局部播散	ⅣA　膀胱和(或)直肠转移
ⅢA　肿瘤累及子宫浆膜和(或)附件	ⅣB　远处转移,包括腹腔内转移和(或)腹股沟淋巴结转移
ⅢB　阴道和(或)宫旁受累	

　　Ⅲ期及Ⅳ期:肿瘤细胞减灭术。

　　*Ⅰ期患者如有以下情况之一者,行盆腔及腹主动脉旁淋巴结切除或取样:

　　(1)可疑的腹主动脉旁、左髂总淋巴结及增大的盆腔淋巴结。

　　(2)特殊病理类型。

　　(3)子宫内膜样腺癌 G3。

　　(4)肌层浸润深度≥1/2。

　　(5)癌灶累及宫腔面积超过 50%。

　　*子宫内膜癌保留卵巢的指征:

　　(1)年龄<40 岁。

　　(2)IaG1 期。

　　(3)腹腔细胞学阴性。

　　(4)术前术中未发现可疑腹膜后淋巴结。

　　(5)雌孕激素受体均阳性。

　　(6)患者迫切要求。

　　(7)有较好的随访条件。

　　2. 放射治疗

　　单纯放疗:有手术禁忌证或无法手术切除的晚期者。

　　术后放疗:深肌层浸润、淋巴结转移、盆腔或阴道残留病灶者。

术前放疗：Ⅱ期、Ⅲ期患者缩小病灶,创造手术条件。

3. 化疗　适用于晚期或复发子宫内膜癌的治疗,亦可用于术后有复发高危因素患者的治疗以减少盆腔外远处转移,子宫内膜乳头状浆液性腺癌术后应辅以化疗,常用化疗药物有顺铂、紫杉醇、环磷酰胺等。

4. 孕激素治疗　主要用于晚期及复发子宫内膜癌的治疗。孕激素受体阳性者有效率可达 80%。孕激素以高效、大剂量、长期应用为宜。常用药物：甲羟孕酮每日 200～400mg,口服,连服 3～6 个月;他莫昔芬 10～20mg 口服,每日 2 次,长期服用。

【处方】

一直以来,阿霉素类化疗药联合顺铂被认为是子宫内膜样腺癌的标准化疗方案,GOG2009 研究表明卡铂＋紫杉醇（TC）方案疗效更好,耐受性更好,最近已将 TC 方案作为Ⅲ/Ⅳ期子宫内膜样腺癌及特殊类型的子宫内膜癌的首选化疗方案（表 22-2）。

表 22-2　TC(紫杉醇/卡铂)三周方案

药物	剂量	途径	时间
紫杉醇	$175mg/m^2$	静脉滴注	第 1 日滴注 3 小时
卡铂	（GFR＋25）×AUC	静脉滴注	第 1 日滴注＞1 小时

【注意事项】

1. 化疗第 1 小时每 15 分钟测血压、脉搏 1 次,此后每半小时测量 1 次至用药结束 2 个小时。

2. 先用紫杉醇,再用卡铂。

3. 紫杉醇的溶剂为无水乙醇,应除外酒精史。

4. 用药前进行正规的预处理。

5. 紫杉醇昂贵,一定先给实验量,如无异常,再配余量的紫杉醇。

6. 如在输液时出现轻微的输液反应,通常需减慢输液速度,仔细观察,多数患者可以继续用药,甚至可以将余下的药物稀释,在 24 小时输完,如出现明过敏反应,需立即停药。

第三节 子宫肉瘤

子宫肉瘤是一组起源于子宫平滑肌组织、子宫间质、子宫内组织或子宫外组织的恶性肿瘤。发病率为 20%~40%，多见于30—50 岁的妇女，肉瘤可见于子宫各个部位，宫体部远较宫颈部常见约为 15:1。

【诊断要点】

1. 症状

(1)阴道异常出血：为最常见的症状，表现为月经异常或绝经后阴道流血，占 65.5%~78.2%。

(2)腹部包块：多见于子宫肌瘤肉瘤变者；包块迅速增大，若肉瘤向阴道内生长、常感阴道内有块物突出。子宫常增大，外形不规则，质地偏软。

(3)腹痛：亦是较常见的症状。由于肌瘤迅速生长令患者腹部胀痛或隐痛。

(4)阴道分泌物增多：可为浆液性、血性或白色，合并有感染时可为脓性、恶臭。

(5)若肿瘤较大，可压迫膀胱或直肠出现刺激症状，压迫静脉可出现下肢浮肿。

(6)晚期患者可有消瘦、贫血、发热、全身衰竭、盆腔包块浸润盆壁，固定不能活动。

2. 体征 妇科检查：子宫明显增大，呈多个结节状，质软。如肉瘤从子宫腔脱出子宫颈口或阴道内，可见紫红色肿块，合并感染时表面有脓性分泌物。如为葡萄状肉瘤，子宫颈口或阴道内发现软、脆、易出血的肿瘤。

【分类】

1. 子宫平滑肌肉瘤

2. 子宫内膜间质肉瘤

（1）低级别子宫内膜间质肉瘤

（2）高级别子宫内膜间质肉瘤

（3）未分化子宫内膜肉瘤

3. 子宫腺肉瘤

4. 子宫癌肉瘤

【分期】

见表 22-3 和表 22-4。

表 22-3　子宫平滑肌肉瘤和子宫内膜间质肉瘤 FIGO 分期(2009)

Ⅰ期　肿瘤局限于子宫	ⅢA　1 处
Ⅰ A　＜5cm	ⅢB　1 处以上
Ⅰ B　＞5cm	ⅢC　盆腔或腹主动脉旁淋巴结转移
Ⅱ期　肿瘤扩散至盆腔	Ⅳ期　膀胱和(或)直肠转移,和(或)远隔转移
Ⅱ A 附件受累	ⅣA　膀胱和(或)直肠转移
ⅡB 扩散至其他盆腔组织	ⅣB 远隔转移
Ⅲ期　肿瘤扩散至腹腔	

表 22-4　子宫腺肉瘤 FIGO 分期(2015)

Ⅰ期　肿瘤局限于子宫	ⅢA　一个病灶
Ⅰ A　肿瘤局限在内膜或宫颈管,无肌层浸润	ⅢB　多个病灶
Ⅰ B　≤1/2 肌层浸润	ⅢC　转移至盆腔和(或)主动脉旁淋巴结
Ⅰ C　＞1/2 肌层浸润	Ⅳ期
Ⅱ期　肿瘤扩散至盆腔	ⅣA　膀胱和(或)直肠转移
Ⅱ A　附件受累	ⅣB　远隔转移
Ⅱ B　累及子宫外盆腔组织	
Ⅲ期　肿瘤侵犯腹腔组织(并非仅仅凸向腹腔)	

癌肉瘤按照子宫内膜癌分期。

【治疗要点】

1. **手术治疗**　最主要的治疗方法,基本方式为全子宫、双附件切除术,为了进行临床分期及评估预后,术中还应留取腹腔冲洗液,探查盆腔淋巴结及腹主动脉旁,并行切除或活检。

2. **放射治疗**　采用腔内放疗或体外盆腔照射的方法,延缓子宫肉瘤在盆腔的复发,恶性混合性苗勒管肿瘤和高度恶性子宫内膜间质肉瘤对放疗较敏感。

3. **化疗**　适用于晚期子宫肉瘤的治疗,目前对肉瘤化疗效果较好的药物有顺铂(DDP)、表柔比星(EPI)、异环磷酰胺(IFO)等。

4. **孕激素治疗**　适用于孕激素受体阳性的子宫内膜间质肉瘤,以及晚期和复发的病例,低度恶性子宫内膜间质肉瘤含雌孕激素受体,对孕激素治疗,有一定疗效。

【处方】

PEI方案(表 22-5)。

表 22-5　PEI 方案

时间	顺铂 ($70mg/m^2$)	表柔比星 ($60mg/m^2$)	异环磷酰胺 ($1.5g/m^2$)
第 1 日	+	+	+
第 2 日	−	−	+
第 3 日	−	−	+

具体用法:

10％葡萄糖注射液	500ml	
林格液	500ml	
维生素 C	2.0g	
维生素 B_6	0.2g	静脉滴注,第 1－3 日
15％氯化钾	20ml	
25％硫酸镁	4ml	
5％葡萄糖注射液	500ml	
生理盐水	500ml	

昂丹司琼 8mg 静脉滴注或入壶,顺铂前 30 分钟;

DDP	100mg	静脉滴注,第 1 日
生理盐水	500ml	

EPI	90mg	入壶,第 1 日
生理盐水	50ml	

IFO	1.5g/m²	静脉滴注,第 1－3 日
生理盐水	500ml	

美司钠 IFO 的 20％,静脉滴注 IFO 后 0、4、8 小时。

【注意事项】

1. 此方案适用于子宫平滑肌肉瘤、子宫内膜间质肉瘤和子宫癌肉瘤。

2. 此方案需要水化,每小时尿量不应小于 100ml。IFO 还需要美司钠解毒。

3. 每日查尿常规,出现血尿立即停药。

4. EPI 有心脏毒性,需要注意核对累积量,每疗程前必须检查心脏彩超。

第23章

卵巢肿瘤

第一节　卵巢上皮性癌及交界性肿瘤

卵巢上皮性癌及交界性肿瘤均来自于卵巢的生发上皮,也是最常见的卵巢恶性肿瘤和卵巢交界性肿瘤。

【诊断要点】

1. 症状　早期卵巢上皮性癌和交界性肿瘤可以没有症状。较大或晚期时可以有腹胀、腹痛、消化不良、纳差等症状,当出现肿瘤内出血、坏死、感染、破裂时可以出现腹痛、发热等症状。如果出现压迫时,可出现排尿困难、便秘、大量腹水、腹胀明显甚至会引起呼吸困难、不能平卧。当侵及盆壁压迫神经时,可出现下肢的疼痛。晚期患者可能出现贫血、肠梗阻、消瘦等恶病质表现。

2. 体征

体格检查:腹部可扪及肿块或大网膜饼,如果有腹水或包块很大时,腹部膨隆,如有腹水,则移动性浊音(+)。

妇科检查:一侧或双侧附件区囊实性或实性包块,较固定、不规则、表面不光滑,三合诊可及直肠窝无痛结节。

3. 辅助检查

(1)超声检查肿物囊实性或实性,彩色多普勒超声可以探测血流丰富。

(2)肿瘤标记物85%的患者CA125升高,CA199升高可见于黏液性癌、透明细胞癌,CEA升高可见于黏液性癌等。

（3）CT或MRI可见到盆腔的囊实性或实性包块、腹水、胸腔积液、增厚的大网膜、腹膜后淋巴结转移等。同时可以了解肿物与周围脏器的关系,术前准备充分。

（4）PET-CT:当诊断不明确时可借助PET-CT。

【分期】

见表23-1。

表23-1 卵巢癌的手术病理分期(FIGO,2010)

Ⅰ期:病变局限于卵巢

Ⅰa期:病变局限于一侧卵巢(包膜完整),卵巢或输卵管表面无肿瘤,腹水或腹腔冲洗液没有恶性细胞

Ⅰb期:病变局限于双侧卵巢(包膜完整),卵巢或输卵管表面无肿瘤,腹水或腹腔冲洗液没有恶性细胞

Ⅰc期:Ⅰa、Ⅰb伴包膜破裂,一侧或双侧卵巢表面有肿瘤,腹水或腹腔冲洗液中见恶性细胞

Ⅱ期:病变扩散至盆腔

Ⅱa期:病变扩展或转移至子宫或输卵管

Ⅱb期:病变扩展至其他盆腔组织

Ⅱc期:Ⅱa、Ⅱb伴包膜破裂,一侧或双侧卵巢表面有肿瘤,腹水或腹腔冲洗液中见恶性细胞

Ⅲ期:肿瘤有盆腔外腹膜腔种植转移,腹膜后或腹股沟淋巴结阳性,肝表面转移;肿瘤局限于盆腔,但组织学证实有小肠或网膜转移

Ⅲa期:盆腔外腹膜腔内镜下转移,淋巴结阴性

Ⅲb期:盆腔外腹膜腔内肉眼可见转移,但转移灶最大径均不超过2cm,淋巴结阴性

Ⅲc期:肉眼见盆腔外腹膜转移瘤最大径线大于2cm,伴或不伴腹膜后、腹股沟淋巴结转移

Ⅳ期:远处转移

Ⅳa胸腔积液形成,细胞学阳性及肝实质转移

【治疗要点】

卵巢癌的治疗以手术为主、化疗为辅,手术和化疗是卵巢癌治疗的"双刃剑",缺一不可。

1. 手术治疗

早期(Ⅰ期):全面分期手术:包括腹水或腹腔冲洗液,仔细全面的探查,全子宫、双附件、大网膜、阑尾和腹膜后淋巴结的切除,以及粘连和可疑部位活检,特别是结肠侧沟、膈肌和肠系膜等。对于符合保留生育功能指征的年轻女性,可保留子宫和一侧附件。

晚期:肿瘤细胞减灭术:包括腹水或腹腔冲洗液,仔细全面的探查,全子宫、双附件、大网膜、阑尾和腹膜后淋巴结的切除,以及盆腹腔转移瘤的切除。

(1)当肿物为实性或囊实性,特别是实性部分血流丰富,临床高度可疑恶性,应尽可能地避免术中肿瘤破裂,增高分期,最好不要选择腹腔镜手术,如考虑完整剔除困难,应及早转开腹手术。

(2)绝经后妇女建议行全子宫双附件切除术,术中送冰冻病理,如果冷冻病理切片回报为卵巢交界性肿瘤或上皮性癌,行全面分期手术或肿瘤细胞减灭术。

(3)无生育要求的卵巢上皮性癌早期患者,行全面分期手术。

(4)晚期卵巢上皮性癌患者则行肿瘤细胞减灭术,尽可能地切除原发瘤和转移瘤,使残留灶<2cm,甚至<1cm。

(5)晚期卵巢上皮性癌患者,合并大量胸腹水、各种内科并发症,暂时不能耐受手术或病变过于严重,难以手术切除或手术风险过大时,可行不超过3个疗程的先期化疗后再行手术。

(6)卵巢上皮性癌的患者保留生育功能的指征:①年轻,渴望生育;②Ⅰa期;③G1;④对侧卵巢外观正常、活检阴性;⑤腹水细胞学阴性;⑥全面分期及"高危区域"探查及活检均阴性;⑦有随访条件;⑧完成生育后视情况再行手术切除子宫及对侧附件。

(7)年轻未生育的患者,可先行患侧附件切除术,如冰冻病理回报为卵巢交界性肿瘤,应与家属充分沟通,交代有两次手术可能,可行保留生育功能的分期手术,也可待石蜡病理回报后,如恶性肿瘤,按照卵巢上皮癌的原则处理。

(8)已完成生育的育龄妇女,冷冻病理切片回报为卵巢交界性肿瘤,建议行全面分期手术或肿瘤细胞减灭术,如要求保留生育功能,应充分沟通后,行相对保守手术待石蜡病理回报后,如恶性肿瘤,按照卵巢上皮癌的原则处理。

(9)有生育要求的年轻患者,术中冰冻病理为卵巢上皮性癌,当符合以下条件是可先行保留生育功能的全面分期手术或肿瘤细胞减灭术:迫切渴望生育;无生育能力受损的证据;初步考虑为Ⅰa或Ⅰb;G1;病理类型非透明细胞癌;未发现其他部位肿瘤。需要与患者家属充分沟通,一旦最终病理回报不符合上述条件,则再次手术切除子宫和卵巢。

2. 化疗

(1)全面手术病理分期为低危因素的Ⅰa、Ⅰb期,G1,可密切随诊,不需化疗。

(2)全面手术病理分期为高危因素的低分化的Ⅰa、Ⅰb期,Ⅰc期,Ⅱa期,Ⅱb期,透明细胞癌的患者术后行3～6个疗程紫杉醇＋卡铂联合化疗。

(3)Ⅱc期以上患者术后需行6～8个疗程紫杉醇＋卡铂联合化疗。

(4)卵巢交界性肿瘤原则上不化疗,只有当有浸润性种植的非早期患者,可选择化疗,方案同卵巢上皮性癌。

【处方】

处方1 TC方案(见子宫内膜癌)。

处方2 TP腹腔静脉联合化疗(三周方案),见表23-2。

表 23-2 TP 腹腔静脉联合化疗

药物	剂量	途径	时间
紫杉醇	$135mg/m^2$	静脉滴注 24 小时	第 1 日
顺铂	$75\sim100mg/m^2$	腹腔注射	第 2 日
紫杉醇	$60mg/m^2$	腹腔注射	第 8 日

预处理：

紫杉醇前 12 小时及 6 小时 地塞米松 20mg，口服。

紫杉醇前 30 分钟 苯海拉明 50mg，肌内注射。

紫杉醇前 30 分钟 西咪替丁 300mg，静脉滴注。

化疗方案：

紫杉醇 30mg＋生理盐水 100ml，静脉滴注，30 分钟。

紫杉醇余量＋生理盐水 500ml，静脉滴注，第 1 日，持续泵入 24 小时。

10%葡萄糖注射液 1000ml	
15%氯化钾 20ml	
25%硫酸镁 4ml	静脉滴注，第 2—3 日
维生素 C 1.0g	
维生素 B_6 200mg	

当每小时尿量大于 100ml 时，准备腹腔灌注；

生理盐水 1000ml	
5%葡萄糖注射液 1000ml	腹腔注射，第 2 日（人工腹水）

昂丹司琼 8mg 静脉滴注或入壶，腹腔化疗前 30 分钟；

DDP $75\sim100$ mg/m^2	
生理盐水 500ml	腹腔注射，第 2 日

5%葡萄糖注射液 500～1000ml，腹腔注射，第 8 日（腹穿后人工腹水）；

地塞米松 20mg，静脉滴注或入壶，用紫杉醇前 30 分钟；

紫杉醇　　　　60 mg/m²
　　　　　　　　　　　　　腹腔注射,第 8 日
生理盐水　　　2000ml

注意事项如下。

（1）顺铂化疗期间需要大量输液,保证每小时尿量大于 100ml。

（2）腹腔注药前一定要保证药物真正进入腹腔,以及腹腔内药物是否可以均匀弥散。

（3）此方案化疗不良反应较重。

处方 3　TC(多西他赛＋卡铂)三周方案(表 23-3)。

表 23-3　TC 三周方案

药物	剂量	途径	时间
多西他赛	75mg/m²	静脉滴注	第 1 日
卡铂	AUC＝5	静脉滴注	第 1 日

预处理:同前。

化疗方案:

多西他赛　　　　　　　75mg/m²
　　　　　　　　　　　　　　　　静脉滴注,超过 1 小时
5％葡萄糖注射液　　　250ml

卡铂
　　　　　　　　　　　　　　　　静脉滴注,超过 1 小时
5％葡萄糖注射液　　　500ml

注意事项如下。

（1）先用多西他赛,再用卡铂。

（2）多西他赛发生过敏者较少,而有较严重的骨髓抑制,但对于神经核心脏传导的损伤不如紫杉醇严重。

（3）卡铂的剂量通常选用 AUC＝5,单次剂量不要超过 800mg(一般达到 600mg 应该比较充分)。

（4）卡铂的过敏反应通常比较严重,需要积极处理。

（5）多西他赛溶剂中有乙醇,因此需除外酒精过敏史后,才可使用紫杉醇。

处方4　TC(多西他赛＋卡铂)每周疗法(周疗)(表23-4)。

表 23-4　TC 每周疗法

周	多西他赛	卡铂
1	＋	＋
2	＋	－
3	＋	－
4	＋	＋
5	＋	－
6	＋	－

预处理:地塞米松 7.5mg,每日 2 次,自化疗前晚开始应用,共服 3 日。

化疗方案:

多西他赛	35mg/m²	静脉滴注,每周
5％葡萄糖注射液	250ml	
卡铂		静脉滴注,超过 1 小时
5％葡萄糖注射液	500ml	

注意事项如下。

(1)多西他赛为每周应用,卡铂为第 1 周、第 4 周应用,应用 6 周休 1 周,也就是第 6 周化疗后第 14 日又开始新疗程化疗。

(2)第 1 周及第 4 周为两药联合化疗,之前要留 24 小时尿肌酐和抽血查血常规、肝肾功能和 CA125。

第二节　卵巢恶性生殖细胞瘤

卵巢恶性生殖细胞肿瘤发病年龄轻,常见于青春期和青春期前的女性,平均年龄 18—21 岁,恶性程度非常高,有敏感的肿瘤标记物,对化疗敏感,预后好。常见组织学类型为卵黄囊瘤、未成熟畸胎瘤、无性细胞瘤、胚胎癌、卵巢原发绒癌及混合型生殖细胞肿瘤等。

【诊断要点】

1．症状　较小的肿瘤多数无症状,常见体检时发现;肿瘤增大后,可被患者自己扪到,也可能出现大小便困难等压迫症状。如果出现扭转、破裂或感染,可能出现发热、腹痛,以急腹症就诊。当患者已到青春期,无月经初潮,应常规行性染色体检查除外两性畸形。

2．体征　在子宫的一侧扪到实性肿物,偶有双侧(无性细胞瘤)通常活动度较好。

3．辅助检查

(1)超声检查:提示实性或囊实性肿物,彩色多普勒超声血流非常丰富。

(2)肿瘤标记物:AFP 显著升高见于卵黄囊瘤,NSE 升高可见于未成熟畸胎瘤和无性细胞瘤,原发绒癌可见于 HCG 显著升高,混合型生殖细胞肿瘤可见到多种肿瘤标记物的升高。

(3)CT 或 MRI、PET-CT:表现于卵巢上皮性癌类似。

【分期】

分期见卵巢癌。

【治疗要点】

手术和化疗是治疗卵巢恶性生殖细胞肿瘤的"双刃剑"。

1．无论分期早晚,只要对侧卵巢和子宫正常,都可以考虑保留生育功能。

2．手术范围是患侧附件切除术和肉眼所见肿物切除,腹膜后淋巴结如果无增大,可不常规行淋巴结清扫术。

3．术后正规、足量、按时的 PEB/PVB 化疗。

4．检测肿瘤标记物。

第三节　卵巢性索间质肿瘤

比较少见,约占卵巢肿瘤的 8%,大多数恶性程度不高,预后好。

【诊断要点】

1. **临床表现**　肿瘤大多中等大小,较小的肿瘤多数无症状,常于体检时发现,甚至手术时发现。颗粒细胞瘤易出现破裂,引起急腹症。发生在幼女可能出现性早熟,生育期则出现闭经或月经不调,发生在绝经后妇女可能出现阴道出血,如雌激素水平高则出现"返老还童"的临床表现,如高雄激素分泌者会出现多毛、痤疮、声音变粗、喉结等男性化表现。

2. **体征**　在子宫的一侧扪到实性肿物,通常活动性较好,如果为纤维瘤则质地非常硬。

3. **辅助检查**

(1)超声检查:提示实性肿物,少数可以是囊实性,彩色多普勒超声血流丰富,纤维瘤则无丰富血流。

(2)肿瘤标记物:E2、T0 的升高可见于部分颗粒细胞瘤,卵泡膜细胞瘤和支持间质细胞肿瘤患者。

【分类及分期】

分类:颗粒细胞瘤、卵膜细胞瘤、支持细胞或间质细胞肿瘤、成纤维细胞瘤等。这些肿瘤可由上述细胞单独形成或由不同细胞以不同的组合形成。

分期:见卵巢癌。

【治疗要点】

手术治疗为主,恶性者则应术后化疗。

1. **病理为良性者**　按照卵巢良性肿瘤的治疗原则。

2. **病理为颗粒细胞瘤患者**　行全面分期手术或肿瘤细胞减灭术,早期的年轻、有生育要求者可考虑保留生育功能的手术。

3. 颗粒细胞瘤患者　存在以下高危因素时考虑化疗：肿瘤破裂、体积＞10cm、核分裂象高、晚期。化疗方案可考虑 PEB/PVB、PAC、TC 等。

4. 支持间质细胞肿瘤　如果是高分化可不予化疗，如果是低分化则应术后化疗。

【处方】

PEB 方案（改良方案），见表 23-5。

表 23-5　PEB 方案

	DDP （30mg/m^2）	VP-16 （100mg/m^2）	博来霉素 （15mg/m^2）
第 1 日	＋	＋	＋
第 2 日	＋	＋	＋
第 3 日	＋	＋	

DDP　　　　30mg/m^2 ｜静脉滴注，第 1－3 日
生理盐水　　250ml

VP-16　　　100mg/m^2 ｜静脉滴注，第 1－3 日
生理盐水　250ml

博来霉素　15mg/m^2 ｜静脉滴注，第 1－2 日，
生理盐水　500ml ｜持续 24 小时

对乙酰氨基酚 650mg，口服，每 8 小时 1 次（用博来霉素时）。

注意事项如下。

(1)本化疗方案严格掌握 21 日 1 个疗程。

(2)记出入量，每日尿量大于 2500ml。

(3)化疗前需检查肾血流图。

(4)用博来霉素时尽量不要吸氧。

处方 2　BEP 或 PEB 方案（经典方案）（表 23-6）。

表 23-6　BEP 或 PEB 方案

	DDP （20mg/m²）	VP-16 （100mg/m²）	博来霉素 （30U）
第 1 日	＋	＋	
第 2 日	＋	＋	＋
第 3 日	＋	＋	
第 4 日	＋	＋	
第 5 日	＋	＋	

10％葡萄糖注射液	500ml	
林格液	500ml	
维生素 C	2.0g	
维生素 B₆	0.2g	静脉滴注,第 1－5 日
15％氯化钾	20ml	
25％硫酸镁	4ml	
5％葡萄糖注射液	500ml	
生理盐水	500ml	

昂丹司琼 8mg,静脉滴注或入壶,顺铂前 30 分钟;

DDP	$20mg/(m^2 \cdot d)$	静脉滴注,第 1－5 日
生理盐水	250ml	

VP～16	$100mg/m^2$	静脉滴注,第 1－5 日
生理盐水	250ml	

博来霉素	30U	深部肌内注射
灭菌注射用水	6ml	

对乙酰氨基酚 650mg,口服,每 8 小时 1 次(用博来霉素时)。

注意事项如下。

(1)本方案必须严格掌握在每 21 日 1 个疗程,一般用 3～4 个疗程。

(2)记出入量,化疗期间尿量必须达到每日 2500ml 左右。

(3)每次化疗前后均需认真核对博来霉素总量,注意肺功能变化,尤其是 CO 弥散功能的变化,如弥散功能不正常,应该核对有无贫血,如果有贫血,应该予以矫正,如果校正后仍然不正常,应该停博来霉素。

(4)停用博来霉素的指征

①如果校正后仍然不正常(小于 705)。

②弥散功能下降超过原来的 20%。

③已达终身剂量。

(5)博来霉素应用后会出现发热,故在用药前予以 NASID 药物。

(6)化疗间隔期间,尤其进行博来霉素注射前需要询问患者活动后有无憋气的现象。

(7)博来霉素主要通过肾脏排泄,化疗前检查肾血流图,以后 3 个疗程重复 1 次。

(8)使用博来霉素时,尽量不要吸氧,会加重肺纤维化。

第四节 卵巢转移性肿瘤

卵巢可以接受全身各部位的肿瘤的转移,最常见的转移瘤为胃肠道和乳腺,其次是女性生殖道、泌尿系统及其他部位。

【诊断要点】

1. 详细的病史 有无其他恶性肿瘤的病史;有无包块同时是否有消化道的症状:胃痛、胃胀、反酸、嗳气、呕血、慢性腹泻、黑粪等;乳腺胀痛、硬结、乳头溢血等。

2. 临床表现 可出现腹痛、腹胀、腹部包块、腹水,少数出现胸腔积液,但有部分患者可能没有腹水。

3. 检查 可扪及下腹包块,多为双侧性、实性,虽然有腹水但包块活动,表面光滑,应高度考虑转移性可能;子宫直肠陷窝光滑可触及无痛结节。

4. 辅助检查　对于附件区出现的实性或囊实性的包块,应常规行 3 次大便潜血检查,如果阳性,则行胃镜、肠镜、消化道造影等检查明确肿瘤的原发灶;如果阴性,则基本可以排除肿瘤来自消化道。应避免留取三合诊后的首次大便标本,还应避开月经期以免污染。可进行乳腺超声、钼靶及红外线等检查,除外乳腺来源的肿瘤,有性生活的妇女常规宫颈细胞学检查,盆腹腔的超声检查、CT 或 MRI 能很好地显示盆腹腔脏器和腹膜后情况及肿瘤与周围脏器的关系。

【分期】

按照原发瘤的分期,一般情况下都是Ⅳ期。

【治疗要点】

1. 术前和术中如果能明确原发瘤,则请相关科室术中同时处理原发肿瘤。

2. 对于卵巢的转移瘤一般手术范围。切除子宫和双侧附件及大网膜,以减少日后腹水的产生,改善生活质量,延长患者生存。

3. 如果年龄大或并发症多,仅行双侧附件切除。

4. 后辅助治疗转相关科室处理。

第 24 章

滋养细胞疾病

第一节　葡　萄　胎

葡萄胎因妊娠后胎盘绒毛滋养细胞增生,间质水肿,形成大小不一的水泡,也称水泡状胎块。葡萄胎可分为葡萄胎和部分性葡萄胎。

【诊断要点】

1. 闭经及阴道出血　常于闭经 1～2 个月开始反复阴道出血,量时多时少,有不同程度贫血,偶有水泡状组织排出。

2. 腹痛　由于葡萄胎增长迅速,子宫过快扩张时,可有下腹胀痛。此外,在阴道出血前,子宫收缩而出现阵发性腹痛。如有黄素囊肿扭转时,可出现急腹痛。

3. 子宫异常增大　常常超过正常妊娠,有时可在双附件处触及囊性包块。

4. 妊娠剧吐及妊娠高血压综合征　妊娠呕吐较正常妊娠重,且妊娠早、中期即可出现妊娠高血压综合征,甚至发生急性心力衰竭或子痫。

5. 血或尿 HCG 检查　需连续测定;血及尿中 HCG,葡萄胎 HCG 水平高于相应月份的正常妊娠水平,常大于 100 000U/L,且在孕 8－10 周后 HCG 仍不下降。

6. 超声检查　A 超可测出子宫增大,大于正常妊娠月份水平,并出现 M 波及 μ 波,尤其测不到胎动及胎心反射。B 超检查出现"落雪状图像",最好是经阴道彩色多普勒超声检查。当超声检查无法确诊时,行磁共振成像及 CT 等影像学检查。

【治疗要点】

1. 清宫。

2. 子宫切除术:年龄超过 40 岁者,可考虑单纯全子宫切除,保留附件。

3. 黄素囊肿处理:一般不需处理,如发生扭转,在 B 超引导下穿刺吸液后可自行复位。如扭转时间长,则应行患侧附件切除。

4. 预防性化疗。

【处方】

处方 1 　MTX　 $50mg/m^2$,肌内注射,立即。

　　　　　MTX　 $0.4mg/m^2$,肌内注射,每日 1 次,共 5 日。

处方 2

5%葡萄糖生理盐水　500ml 氟尿嘧啶(5-FU)　　28～30mg/kg	静脉滴注,每日 1 次(维持 8 小 时),共 10 日
处方 3　5%葡萄糖生理盐水　　500ml 　　　　放线菌素 D　　　　8～10μg/kg	静脉滴注,每日 1 次(维持 4 小时) 共 10 日
处方 4　5%葡萄糖生理盐水　　500ml 　　　　放线菌素 D　　　　8～10μg/kg	静脉滴注,每日 1 次(维持 4 小 时)共 5 日

第二节　妊娠滋养细胞肿瘤

妊娠滋养细胞肿瘤分为侵蚀性葡萄胎及绒癌。继发于葡萄胎排空后半年以内的妊娠滋养细胞肿瘤为侵蚀性葡萄胎,继发于葡萄胎排空 1 年以上、流产、足月妊娠及异位妊娠后则应为绒癌，葡萄胎排空后半年至 1 年者，绒癌和侵蚀性葡萄胎均有可能。

侵蚀性葡萄胎恶性程度不高，大多数仅造成局部侵犯，仅 4% 患者并发远处转移，预后较好。

绒癌恶性程度极高，死亡率高，由于诊断技术进展及化学治疗的进展，绒癌患者预后已得到极大改善。

【诊断要点】

1. 持续不规则阴道出血，量多少不定，也可以表现为一段时间的正常月经后再停经，然后又出现阴道出血。

2. 子宫复旧不全或子宫不均匀增大，常在葡萄胎排空后 4～6 周子宫未恢复到正常大小，质地软。

3. 由于 HCG 持续升高，两侧或一侧卵巢黄素化囊肿可持续存在。

4. 当子宫病灶穿破浆膜层可引起急性腹痛或其他腹腔内出血症状，黄素化囊肿发生扭转或破裂时也可出现急性腹痛。

5. 由于肿瘤分泌的 HCG 及雌孕激素作用，可能出现假孕症状，乳房增大，乳晕、外阴、宫颈着色，生殖道质地变软。

6. 转移症状。转移至肺可出现胸痛、咳嗽咳血及呼吸困难；阴道转移可出现阴道壁紫蓝色结节，破溃时不规则阴道出血甚至大出血；脑转移预后凶险，可有一过性脑缺血症状，头痛、喷射性呕吐，偏瘫，晚期可致脑水肿、脑疝、死亡。

【治疗要点】

化疗为主，手术及放疗为辅。对于大病灶、耐药病灶或病灶穿孔出血时应在化疗基础上给予手术。手术范围为全子宫切除术，对于年轻、有生育要求患者，若 HCG 水平不高，耐药病灶为单个及子宫外转移灶控制，可行病灶切除术，对无生育要求的低危无转移患者在初次治疗时可首选子宫切除术，术中开始给予单药辅助化疗，直至 HCG 水平正常；肺叶切除、化疗后未能吸收的孤立病灶，可考虑肺叶切除。

【处方】

低危患者

1. 单药化疗

处方 1　5-FU/FUDR　8～10 日为 1 个疗程,间隔 12～14 日。

| 用法:5-FU | 28～30mg/(kg・d) | 静脉滴注,每日 8～10小时,匀速滴入 |
| 5％葡萄糖注射液 | 500ml | |

处方 2　KSM　5 日为 1 个疗程,间隔 9 日

| 用法:KSM | 500μg(10～13μg/kg) | 静脉滴注,每日 1 次,共 5 日 |
| 5％葡萄糖注射液 | 200ml | |

处方 3　MTX＋CVF　8 日为 1 个疗程,疗程间隔 2 周。

用法:MTX	1.0～2.0mg/(kg・d)	肌内注射,(下午 3点)隔日 1 次(化疗第1、3、5、7 日用)
生理盐水	4ml	
CVF	1/10MTX 量	肌内注射,(下午 3 点隔日 1次)(用 MTX24 小时后开始)(第 2、4、6、8 日用);化疗期间用小苏打 1g,每日 4次,记尿量,测尿 pH,每日 2次,尿量要求在 2500ml 以上,尿 pH＞6.5
生理盐水	4ml	

2. 联合化疗

处方 1　FAV(VCR＋5-FU/FUDR＋KSM)方案,6～8 日为 1 个疗程,间隔 17～21 日。

用法:生理盐水　500ml　静脉滴注,第 1 日;

　　　VCR　　2mg　静脉推注或入壶(床旁化药),第 1 日。

5-FU/FUDR	24～26mg/(kg·d)	静脉滴注,每日1次,匀速,每次8小时
5%葡萄糖注射液	500ml	
KSM	4～6μg/(kg·d)	静脉滴注,每日1次,每次1小时
5%葡萄糖注射液	250ml	
昂丹司琼	8mg	静脉滴注,每日1次
5%葡萄糖注射液	100ml	

注意事项如下。

(1)有脑转移的患者用10%葡萄糖注射液(VCR必须用生理盐水30ml,以10%葡萄糖注射液500ml维持)。

(2)化疗第1日、第4日测体重(若入院当日即开始化疗,第2日再次测量核对空腹体重)。

处方2　FAEV(VCR＋5-FU/FUDR＋KSM＋VP-16)方案,5日为1个疗程,间隔17～21日。

用法:生理盐水　500ml　静脉滴注,第1日。

VCR　　　2mg　静脉推注,化疗前3小时,第1日(床旁化药)。

VP-16	100mg/(m²·d)	静脉滴注,每日1次,每次1小时
生理盐水 250ml		
5-FU/FUDR	800～900mg/(m²·d)	静脉滴注,每日1次,匀速,每次8小时
5%葡萄糖注射液	500ml	
KSM	4～6μg/(kg·d)	静脉滴注,每日1次,每次1小时
5%葡萄糖注射液	250ml	
昂丹司琼	8mg	静脉滴注,每日1次
5%葡萄糖注射液	100ml	

注意事项如下。

(1)有脑转移的患者用10%葡萄糖注射液(VCR必须用生理盐水30ml,以10%葡萄糖注射液500ml维持,VP-16必须用生理盐水)。

（2）化疗第 1 日、第 3 日测体重。

处方 3　EMA/CO 方案

第一日：KSM　　　　　　　500μg　　静脉滴注，每次 1 小时

　　　　5％葡萄糖注射液　250ml

　　　　VP-16　　　100mg/m²　静脉滴注，每次 1 小时

　　　　生理盐水　250ml

　　　　MTX　　　100mg/m²　静脉滴注

　　　　生理盐水　30ml

　　　　MTX　　　200mg/m²　静脉滴注，每次 12 小时

　　　　生理盐水　1000ml

注意事项如下。

水化 2 日，日补液总量 2500～3000ml，记尿量，尿量每日应≥2500ml，不足者应补液；碱化化疗当日碳酸氢钠片 1g，每日 4 次（还可加 5％碳酸氢钠 100ml，静脉滴注，立即）；测尿 pH，每日 2 次，共 4 日，尿 pH＜6.5，补碳酸氢钠；脑转移的患者用 10％葡萄糖注射液（VP-16 必须用生理盐水解救）。

第二日：KSM　　　　　　　500μg　　静脉滴注，每次 1 小时，

　　　　5％葡萄糖注射液　250ml　体重＜40kg，用 400μg

　　　　VP-16　　　100mg/m²　静脉滴注，每次 1 小时

　　　　生理盐水　250ml

　　　　CVF　　　15mg　肌内注射，每 12 小时 1 次（从

　　　　生理盐水　4ml　静脉推 MTX 开始 24 小时后开始，共 4 次）

CO 方案：

第八日：生理盐水　　　　500ml　静脉滴注；

　　　　VCR/VDS　　2mg　静脉注射，化疗前 3 小时

　　　　CTX　　　600 mg/m²　静脉滴注，每次 2 小时

　　　　生理盐水　500ml